Die Preußische

Apothekenbetriebsordnung

mit den

ergänzenden Verordnungen und Erlassen.

Zusammengestellt

von

Ernst Urban,

Redakteur an der Pharmazeutischen Zeitung.

Dritte, neubearbeitete Auflage.

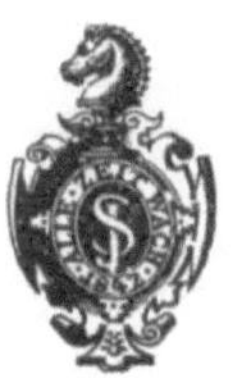

Springer-Verlag Berlin Heidelberg GmbH
1917

ISBN 978-3-662-42228-1   ISBN 978-3-662-42497-1 (eBook)
DOI 10.1007/978-3-662-42497-1

Inhalt.

Apothekenbetriebsordnung.

Min.Erl. vom 18. Februar 1902[1]).

A. Einrichtung.

§ 1. Eine Apotheke soll aus folgenden **Räumen** bestehen:
1. der in der Regel im Erdgeschoß befindlichen Offizin;
2. dem Vorratsraume für die trocken aufzubewahrenden Mittel — Material- und Kräuterkammer nebst Giftkammer oder Giftverschlag[2]) —;
3. dem Vorratsraume zur Aufbewahrung der kühl zu haltenden Mittel — Arzneikeller (Gewölbe, Wandschrank usw.) —;
4. dem Laboratorium;
5. der Stoßkammer.

Sämtliche Räumlichkeiten sollen verschließbar sein und nach Größe und Einrichtung dem Geschäftsumfang entsprechen. Ihre Zweckbestimmung muß von dem zuständigen Regierungspräsidenten genehmigt sein. Sie dürfen ohne dessen Genehmigung weder zu anderen Zwecken benutzt, noch **baulich wesentlich verändert** werden und sind stets in gutem baulichen Zustande, sauber und ordentlich zu erhalten.

§ 2. Der Apothekenvorstand (Besitzer, Verwalter) **muß in demselben Hause wohnen,** in welchem die Apotheke sich befindet.

Ausnahmen sind mit Genehmigung des Regierungspräsidenten zulässig.

Das Haus, in welchem eine Apotheke sich befindet, muß außen mit der Bezeichnung „**Apotheke**" und neben dem Eingang mit einer für die Apotheke bestimmten **Nachtglocke** versehen sein.

---

[1]) Eine ausführliche Erläuterung der Ap.B.O. und der ergänzenden Verordnungen unter Heranziehung der Rechtsprechung ist gegeben bei: Böttger-Urban: Die Preußischen Apothekengesetze, 5. Aufl. Verlag von Julius Springer, Berlin.

[2]) Vgl. § 9 der Polizeiverordnung über den Handel mit Giften vom 22. Februar 1906 (s. Seite 46).

1. Die Offizin.

§ 3.　Die **Offizin** soll trocken, leicht lüftbar, hell und heizbar, mit Rezeptier- und Handverkaufstisch, sowie mit den erforderlichen Warengestellen ausgestattet sein, deren oberer Teil offene Reihen für die Standgefäße bietet, während der untere Schränke oder **Schiebekästen** aus geruchlosem Holze enthält, welch letztere in vollen Füllungen laufen oder Staubdeckel haben müssen[1]).

Die **Warengestelle** in den zu ebener Erde belegenen Räumen sollen so eingerichtet sein, daß zwischen der letzten Kastenreihe und dem Fußboden sich eine Luftschicht befindet[2]).

Die Offizin ist abends durch künstliche **Beleuchtung** von oben, insbesondere am Rezeptiertische, gut zu erhellen.

§ 4.　Der **Rezeptiertisch** soll geräumig, mit einer leicht zu reinigenden Platte versehen, auch bei Tage gut beleuchtet, mindestens mit einer feinen Tarierwage bis zu 1000 g Tragkraft, vier Handwagen, deren kleinste 5 g Tragfähigkeit hat, sowie den zugehörigen Gewichten von 200 g abwärts und den erforderlichen Arbeitsgeräten ausgestattet, vom Handverkauftstische räumlich oder in sonst geeigneter Weise getrennt und gegen das Publikum abgesperrt sein.

§ 5.　Der **Handverkaufstisch**, welcher eine Verlängerung des Rezeptiertisches sein kann, ist mit eigenen Wagen und Ge-

---

[1]) **Schiebekästen für abgabefertige Arzneimittel.** Min. Erl. vom 4. Februar 1914.　„Die Anordnung, daß die Schiebekästen in den Warengestellen der Apotheken in vollen Füllen laufen oder Staubdeckel haben müssen, verfolgt den Zweck, die darin lagernden Pflanzenteile oder Drogen anderer Art gegen jede Berührung mit anderen Stoffen und gegen Verunreinigung durch Staub zu schützen. Der freien Aufstellung von abgabefertigen, in Gefäße oder Umhüllungen eingeschlossenen Arzneiwaren dienen in erster Linie die Schränke und offenen Reihen in den Warengestellen.　Findet die Lagerung abgefaßter Arzneiwaren, sei es aus Mangel an Schränken oder aus anderen Gründen, in Schiebekästen statt, so sind an diese in sinngemäßer Auslegung des § 3 der Ap.B.O. vom 18. Februar 1902 nicht andere Anforderungen zu stellen, als an die Schränke, weil die Verpackung oder Umhüllung der Waren genügenden Schutz gegen äußere Einflüsse bietet.　Bei solchen Schiebekästen kann also von der Forderung des Vorhandenseins voller Füllungen oder von Staubdeckeln abgesehen werden."

[2]) **Schutzleiste an den Warengestellen.** Min. Erl. vom 3. April 1901.　„Die Bekleidung des Fußes der Warengestelle in der Apotheke durch eine mit Luftlöchern versehene Schutzleiste entspricht der Bestimmung des § 3 der Vorschriften über Einrichtung und Betrieb der Apotheken."

wichten, sowie mit besonderen Geräten auszustatten; derselbe soll ebenfalls eine leicht zu reinigende Platte haben.

§ 6. Für die **Rezeptur** sind mindestens folgende Geräte[1]) erforderlich:

ein Emulsionsmörser von Porzellan oder Marmor mit hölzernem Pistill,

vier Porzellanmörser außer den bezeichneten (Messingmörser sind daneben zulässig),

zwei eiserne Pillenmörser,

zwei Porzellansalbenmörser,

je ein bezeichneter Porzellanmörser für Gifte, Morphinum[2]), Jodoformium,

eine eiserne und eine aus Holz, Hartgummi oder Horn hergestellte Pillenmaschine, letztere, für die Mittel der Tab. B des Arzneibuches bestimmt, mit „Gift" bezeichnet,

eine Vorrichtung zur Herstellung von zusammengepreßten Arzneizubereitungen (Tabletten),

ein Handdampfkocher mit je einer Infundierbüchse von Zinn und Porzellan und den erforderlichen Koliervorrichtungen,

außerdem Pulverschiffchen von Horn oder Hartgummi, Spatel, Löffel von Horn, Holz, Hartgummi oder edlem Metall, darunter bezeichnete Löffel, je einer für Gifte, Morphinum[2]) und Jodoformium,

endlich die erforderlichen Gefäße, Kästchen usw. zur Aufnahme der zu bereitenden Arzneien in ausreichender Zahl.

Die Ausstattung mit Geräten, sowie mit Wagen und Gewichten (§ 4) richtet sich nach dem Umfange des Geschäftsbetriebes.

§ 7. In der Offizin oder in einem an dieselbe anstoßenden Nebenraum ist eine **Reinigungs-(Spül-)Vorrichtung**, wenn möglich mit fließendem Wasser, anzubringen.

§ 8. Die Arzneimittel sind in **Behältnissen** von Glas, Porzellan, Steingut, verzinntem Blech, geruchlosem Holz oder sonst geeignetem Material aufzubewahren.

---

[1]) Normaltropfenzähler. Min. Erl. vom 15. Dezember 1910. „Zu den nach § 6 der Ap.B.O. für die Rezeptur erforderlichen Geräten tritt fortan noch der im Arzneibuche (allgemeine Bestimmungen Nr. 13) erwähnte, bei der Anfertigung von Arzneien zu verwendende Normaltropfenzähler."

[2]) Geräte für Morphinum. Min. Erl. von 1899. „Die Bezeichnung „Gift" auf den für die Dispensation vom Morphin bestimmten Geräten ist mit Rücksicht auf die ungenügende Unterscheidung von den Geräten für die Arzneistoffe der Tab. B nicht zulässig. Die Geräte sind entweder mit „Tab. C" oder mit „Morphinum" zu bezeichnen."

Die **Arzneibehältnisse** sind in den durch **Ministerialerlaß** vom 22. Juni 1892[1]) bestimmten **Farben**[2]) nach der Nomenklatur des Arzneibuches[3]) inhaltsgemäß in dauerhafter Schrift deutlich zu bezeichnen; **lackierte Papierschilder** mit Druck- oder deutlicher Schrift sind zulässig.

Für die **Standgefäße der Säuren und Laugen,** sowie des Bromum und Jodum[4]) ist radierte Schrift statthaft.

Sämtliche Behältnisse und Bezeichnungen sind in gutem Zustande zu erhalten.

§ 9.   Jedes **Arzneibehältnis** darf nur das der äußeren Bezeichnung entsprechende Arzneimittel enthalten; in geteilten **Kästen** oder in Kästen mit einzeln bezeichneten Einsatzgefäßen von geeignetem Material kann derselbe Stoff in verschiedener Form (ganz und zerkleinert) aufbewahrt werden.

Papierbeutel als Einlagen in Kästen sind unstatthaft. Auf Arzneimittel, **welche zur schnellen Abgabe verpackt** in ordnungsmäßigen Behältnissen aufbewahrt werden, findet diese Vorschrift keine Anwendung.

Arzneispezialitäten dürfen nur dann gemeinsam in Schränken oder Schiebekästen aufbewahrt werden, wenn sie in abgeschlossenen Packungen sich befinden, einzeln bezeichnet, sowie ordnungsmäßig und übersichtlich aufgestellt sind[5]). Eine äußere Bezeich-

---

[1]) s. Seite 32.

[2]) **Bezeichung der Arzneigefäße.** Min. Erl. vom 3. April 1901. „Die Bezeichnung der Arzneigefäße wird geregelt durch den Erlaß des Ministers der Medizinalangelegenheiten vom 22. Juni 1896. Die Polizeiverordnung über den Handel mit Giften kommt für diesen Fall nicht in Betracht."

[3]) **Schreibweise Syrupus.** Min. Erl. vom 8. März 1906. „Es ist unbedenklich, wenn in Apotheken mit älteren Einrichtungen auf den Standgefäßen für Arzneisirupe die früher übliche Schreibweise Syrupus neben der jetzigen Sirupus bis auf weiteres zugelassen wird."

[4]) **Apothekenstandgefäße für Jod und Jodlösungen.** Min. Erl. vom 7. Februar 1908. „Auf den gefälligen Bericht vom . . . erwidere ich, daß die Verwendung von Apothekenstandgefäßen mit radierter Schrift für Jod und Lösungen von reinem Jod in Weingeist nach § 8 Abs. 3 der Ap.B.O. vom 18. Februar 1902 nicht zu beanstanden ist. Dagegen sind Standgefäße für die freies Jod nicht enthaltende, farblose Jodtinktur in den durch den Erlaß vom 22. Juni 1896 vorgeschriebenen Farben zu bezeichnen."

[5]) **Aufbewahrung der Spezialitäten.** Min. Erl. vom 12. März 1913. „Es ist nicht zu verkennen, daß die Aufbewahrung der Spezialitäten, besonders in den Apotheken mit älteren Einrichtungen, großen Schwierigkeiten begegnet. Sind schon für die Aufnahme der zahlreichen Zubereitungen mit einem Gehalt an sehr stark wirkenden Stoffen die vor-

nung der Schränke oder Schiebekästen ist in diesem Falle nicht erforderlich.

§ 10. Die sehr vorsichtig aufzubewahrenden Mittel **(Tab. B des Arzneibuches)**, sowie alle dort nicht verzeichneten Mittel von gleicher Wirkung, mit Ausnahme des Phosphors, welcher in den Arzneikeller gehört, dürfen in der Offizin oder in einem geeigneten Nebenraum in kleinen Mengen in einem besonderen äußerlich mit „Gift" oder „Tab. B" oder „Venena" bezeichneten Behältnis vorrätig gehalten werden. Hinter der äußeren Tür desselben, welche außer der Zeit der Benutzung stets verschlossen zu halten ist, müssen drei oder vier ebenfalls verschließbare Abteilungen (Schränkchen oder zum Verschließen eingerichtete Schubfächer), je eine zur Aufnahme der Alcaloida, bei welchen auch die Cyanverbindungen aufbewahrt werden können, Arsenicalia und Mercurialia sich befinden[1]). Die Türen dieser Abteilungen sind mit entsprechender dauerhafter Bezeichnung zu versehen.

In diesem **Giftbehältnis** oder in einem besonderen Kästchen müssen sich die mit „Gift" oder „Tab. B" oder „Venena" bezeichneten **Geräte**, mindestens: 1 Wage, 1 Löffel, 1 Mörser ebenfalls befinden; dieselben sind stets für die Verabfolgung und Ver-

---

handenen Giftschränke nicht bestimmt und nicht geeignet, so werden auch häufig Zweifel darüber bestehen, ob eine Spezialität den starkwirkenden Mitteln zuzuzählen ist oder nicht. Da das Arzneibuch sogar für Arzneimittel mit hohem Gehalt an sehr starkwirkenden oder starkwirkenden Stoffen, wie Quecksilbersalben, Senfspiritus, Karbolwasser u. a. nicht vorschreibt, daß sie im Giftschrank oder gesondert aufzubewahren sind, und sich Übelstände daraus nicht ergeben haben, wird auch die gemeinsame Aufstellung aller Spezialitäten bis auf weiteres geduldet werden können. Dabei wird allerdings als Voraussetzung gelten müssen, daß sich die Spezialitäten, wie es wohl allgemein schon der Fall ist, in geschlossenen Packungen befinden, die in deutlich erkennbarer Weise die einzelnen Mittel voneinander unterscheiden. Im Zusammenhange mit einer späteren Revision der Bestimmungen über die Einrichtung und den Betrieb der Apotheken wird auch der Erlaß von Vorschriften über die Aufbewahrung der Spezialitäten in Erwägung gezogen werden; zurzeit liegt, soweit sich von hier aus übersehen läßt, ein dringendes Bedürfnis dafür nicht vor."

[1]) Bezeichnung der Abteilungen des Giftschrankes. Min.Erlasse von 1899. a. „Die Bezeichnung „Vegetabilia" an der Abteilung des Giftschrankes, welche die Alkaloide enthält, ist sinnentsprechend und war früher ganz gebräuchlich, daher nicht zu beanstanden." b. „Die Bezeichnung „Hydrargyra" statt „Mercurialia" an den Giftbehältnissen oder den Geräten, ebenso die Bezeichnung „Medicamenta tab. B." darf als sinnentsprechend belassen werden."

arbeitung jener Stoffe zu benutzen und nach dem Gebrauch
sorgfältigst zu reinigen.

Der **Schlüssel** zum Giftbehältnis ist zuverlässig aufzubewahren.

**§ 11. Die vorsichtig aufzubewahrenden Mittel (Tab. C des
Arzneibuches),** sowie alle dort nicht verzeichneten Mittel von
gleicher Wirkung sind in besonderen, nur für diese Mittel bestimmten Abteilungen der Warengestelle unterzubringen[1]).

§ 12. Morphinum und dessen Salze, sowie für die Rezeptur
vorrätige Zubereitungen derselben (Verreibungen, Lösungen) sind
in der Offizin in einem besonderen, lediglich für diesen Zweck
bestimmten, verschließbaren, mit „Tab. C" bezeichneten Schränkchen, welches aber von dem sonstigen Aufstellungsplatz der
Mittel der „Tab. C" entfernt angebracht sein muß, aufzubewahren.

Als **Zubereitungen des Morphinum** und seiner Salze für
die Rezeptur sind allein zulässig:

1. eine Verreibung von 1 Teil des Morphinum hydrochloricum
   oder eines anderen Morphinumsalzes mit 9 Teilen Zucker;
2. Lösungen von 1 Teil dieser Salze in 49 Teilen:
   a. Aqua destillata,
   b. Aqua amygdalarum amararum.

Als **Standgefäße für Morphinum,** dessen Salze und die vor-
bezeichneten Zubereitungen sind dreieckige Gläser zu verwenden, welche an einer Seite die vorschriftsmäßige Bezeichnung
des Inhalts in eingebrannter roter Schrift auf weißem Schilde
tragen.

Der Innenraum des Schränkchens muß aus zwei Abteilungen
bestehen, deren eine, mit verschließbarer Tür versehen, für die

---

[1]) **Aufbewahrung einzelner Arzneimittel. Min.Erlasse:**

a. 1899. „Die Anbringung besonderer Mahnungen zur Aufmerksamkeit an den Gefäßen einzelner differenter Mittel ist durch die geltenden
Bestimmungen nicht verboten."

b. 1899 und 3. April 1901. „Auf den Standgefäßen der trocknen
narkotischen Extrakte genügt die einfache Bezeichnung Extr.
Belladonn. sicc., Digit. sicc. usw. Zusätze wie: 1 + 1, sumatur duplum
u. dgl. sind nicht notwendig."

c. 3. April 1901. „Die Aufbewahrung von Hydrargyrum oxydulatum nigrum unter den vorsichtig aufzubewahrenden Arzneimitteln
kann nicht beanstandet werden".

d. 15. Februar 1892. „Die mit Sublimat und Jodoform usw. ge-
tränkten Verbandstoffe sind ohne Einschränkung dem freien Verkehr
überlassen, können daher von Apothekern anstandslos ohne ärztliche Verordnung abgegeben werden; eine Verweisung dieser Stoffe in den Separanden-
raum oder Giftschrank würde den Verkehr ohne zwingenden Grund er-
schweren."

unvermischten Morphinumpräparate bestimmt ist, während in der anderen offenen die Lösungen und Mischungen aufzubewahren sind.

Es ist verboten, **abgeteilte Pulver von Morphinum oder dessen Salzen, sowie von Hydrargyrum chloratum** oder — abgesehen von Abs. 2 Nr. 1 dieses Paragraphen — Verreibungen dieser Mittel mit anderen Stoffen vorrätig zu halten.

§ 13. **Lösungen von Extrakten** mit Ausnahme der narkotischen, **abgeteilte Pulver für die Rezeptur, zusammengepreßte Arzneizubereitungen,** welche Arzneistoffe der Tabellen B oder C des Arzneibuches enthalten, mit Ausnahme der Santoninum bis 0,05 g oder Coffeïnum bis 0,1 g enthaltenden[1]), fertige **Abkochungen, Aufgüsse,** mit Ausnahme der in das Arzneibuch aufgenommenen, dürfen nicht vorrätig gehalten werden[2]).

Salzlösungen vorrätig zu halten, ist gestattet, wenn die gelöste Substanz nicht zersetzbar und die Lösung haltbar ist; das Lösungsverhältnis ist auf der Signatur des Standgefäßes in gleicher Weise wie die Bezeichnung des Inhalts zu vermerken. Die Lösungen sind ordnungsmäßig aufzubewahren.

§ 14. Diejenigen Mittel, welche durch **Lichteinfluß** leiden, sind in schwarzen oder gelben Gläsern oder sonst nach Vorschrift des Arzneibuches, alle übrigen Mittel so **aufzubewahren,** daß sie in tadellosem Zustande bleiben; **narkotische und aromatische Pflanzenteile** sollen in gut schließenden Behältnissen,

---

[1]) Vorrätighalten von Tabletten.

a. Min.Erl. vom 31. Dezember 1906. „Die Bestimmung im § 13 der Ap.B.O. vom 18. Februar 1902 über das Vorrätighalten zusammengepreßter Arzneizubereitungen, die Arzneimittel der Tabellen B oder C des Arzneibuches enthalten, findet sinngemäße Anwendung auch auf die zusammengepreßten Zubereitungen aller in jenen Tabellen nicht verzeichneten Arzneimittel von gleicher Wirkung. Bei Arzneimitteln, deren Zugehörigkeit zu den Mitteln der Tabellen B oder C nicht unzweifelhaft feststeht, kann bis zur anderweiten Entscheidung den Apothekern die Aufbewahrung und Beschilderung überlassen bleiben.“

b. Verf. des Berliner Polizeipräsidenten vom 14. Juli 1905. „Auf die Eingabe vom . . . erwidere ich, daß nach Entscheidung des Herrn Ministers der Medizinal-Angelegenheiten vom 28. Juni 1905 das Verbot in § 13 der Ap.B.O. vom 18. Februar 1902 sich nur auf das Vorrätighalten von zusammengepreßten Arzneizubereitungen bezieht, es aber den Apothekern überlassen bleibt, auf ärztliche Verordnungen verlangte Präparate dieser Art von Fall zu Fall zu beschaffen.“

[2]) Vorrätighalten von Anreibungen oder Anschüttelungen. Min. Erl. vom 4. Januar 1910. „Anreibungen oder Anschüttelungen von in Wasser unlöslichen Arzneistoffen dürfen für die Rezeptur in den Apotheken nicht vorrätig gehalten werden.“

Jodoformium mit den bezeichneten Dispensiergeräten in einem besonderen Schrank oder Kasten untergebracht werden. Eine bezeichnete **Wage für Jodoformium** ist außerhalb dieses Behältnisses gesondert aufzubewahren.

§ 15. Die Standgefäße und Schiebekästen sind in Gruppen **alphabetisch** übersichtlich zu ordnen.

2. Die Material- und Kräuterkammer.

Vorratsraum für die trocken aufzubewahrenden Mittel mit der Giftkammer oder dem Giftverschlag[1]).

§ 16. Dieser Vorratsraum, welcher zur Aufnahme aller trocken aufzubewahrenden Mittel dient, soll hell, trocken, leicht lüftbar und mit einfachen, dauerhaft gestrichenen **Warengestellen**, sowie den erforderlichen **Wagen** und **Gewichten**[2]) ausgestattet sein. **Schiebekästen** müssen aus geruchlosem Holz gefertigt sein, in vollen Füllungen laufen oder Staubdeckel haben.

Ist für größere Vorräte ein besonderer Raum, z. B. eine besondere **Kräuterkammer**, vorhanden, so ist derselbe entsprechend auszustatten.

§ 17. Die **Giftkammer** soll sich in dem Vorratsraume (§ 16) befinden und eine durchbrochene oder feste Umwehrung haben, welche außer der Zeit der Benutzung stets verschlossen zu halten ist. Sie muß durch Tageslicht gut erhellt und so geräumig sein, daß ein erwachsener Mensch sich zum Abwägen der Gifte frei darin bewegen kann. Die Eingangstür ist an der Außenfläche auf schwarzem Grunde in weißer Schrift mit der Bezeichnung „Gift" oder „Tab. B." oder „Venena" zu versehen.

In der Giftkammer ist der mit dem erforderlichen Arbeitstische (Dispensierplatte) versehene **Giftschrank** aufzustellen, dessen Tür in gleicher Weise wie die Eingangstür zur Giftkammer zu bezeichnen und außer der Zeit der Benutzung stets ver-

---

[1]) **Kalktrockenvorrichtung.** Min. Erl. vom 15. Dezember 1910. „In dem Vorratsraum für die trocken aufzubewahrenden Mittel oder an einer sonst geeigneten Stelle muß eine Vorrichtung zum Austrocknen der Drogen über gebranntem Kalk vorhanden sein."

[2]) **Zahl der Wagen und Gewichte.** Min. Erl. vom 20. Februar 1900. „Die Zahl und Art der für die Laboratorien und die Materialstuben der Apotheken erforderlichen Wagen und Gewichte wird in jedem Einzelfalle durch den Umfang des Geschäftsbetriebes bestimmt. Das Vorhandensein von Präzisionswagen, deren Tragfähigkeit weniger als 1 kg beträgt, kann in diesen Geschäftsräumen nur dann verlangt werden, wenn der Geschäftsbetrieb solche Wagen erforderlich macht."

schlossen zu halten ist. In dem Giftschranke müssen sich die im § 10 erwähnten drei oder vier verschlossenen und an den Türen entsprechend bezeichneten Abteilungen für die Vorräte der sehr vorsichtig aufzubewahrenden Mittel befinden. Die im § 10 bezeichneten Geräte müssen auch hier vorhanden sein.

Wo die Verhältnisse die Anlage der Giftkammer in dem Vorratsraume nicht gestatten, darf ein anderer, sicher und wenn möglich neben dem Vorratsraume belegener, von den Wohnräumen und Wirtschaftsgelassen völlig getrennter Raum dazu benutzt werden.

Sollten vorübergehend größere Mengen zubereiteter Gifte gebraucht werden, so können dieselben in dichten und fest verschlossenen Behältnissen auch außerhalb des Schrankes in der Giftkammer mit den zur Herstellung solcher Giftmischungen dienenden Gefäßen usw. aufgestellt werden.

Der **Schlüssel zum Giftschrank** ist zuverlässig aufzubewahren.

Ist der Bedarf an Gift so gering, daß der gesamte Vorrat in dem **Giftbehältnis der Offizin** aufbewahrt werden kann, so ist eine besondere Giftkammer nicht erforderlich.

Der **Handel mit Giften** ist durch die Polizeiverordnungen vom 24. August 1895 und 16. Oktober 1901 geregelt[1]).

§ 18. Ein etwa vorhandener **Trockenboden** soll fugendicht und sauber gehalten sein.

3. Der Arzneikeller.

Vorratsraum für die kühl aufzubewahrenden Mittel.

§ 19. Die kühl zu bewahrenden Arzneimittelvorräte gehören in den **Arzneikeller**, welcher gepflastert oder zementiert oder asphaltiert oder gedielt, möglichst hell, luftig und trocken sein soll.

An gleicher Stelle ist auch, vor Licht geschützt, der **tierische Impfstoff** aufzubewahren. Der Verkehr mit Impfstoff unterliegt den Vorschriften des Erlasses vom 28. Februar 1900[2]).

---

[1]) Jetzt P.V. vom 22. Februar 1906 (s. Seite 46).

[2]) Für den Verkehr mit Impfstoffen gelten jetzt die nachstehenden Grundsätze für die Einrichtung und den Betrieb von Niederlagen der Kgl. Impfanstalten in Apotheken. Min. Erl. vom 23. Januar 1910.

„1. Niederlagen der Kgl. Impfanstalten können in allen Apotheken eingerichtet werden, die einen bezüglichen Antrag an die zuständige Impfanstalt richten.

2. In den Apotheken ist der Impfstoff vor Licht geschützt kühl aufzubewahren. Impfstoff, welcher von der Impfanstalt vor mehr als drei

Der Arzneikeller ist in ähnlicher Weise wie die Material-
kammer einzurichten, jedoch ist eine **Wage** nicht erforderlich.

Falls ein Keller wegen Grundwassers oder aus sonstigen trif-
tigen Gründen nicht brauchbar ist, so kann an seiner Stelle ein
Gewölbe oder ein großer **Wandschrank** im Erdgeschoß benutzt
werden. Dieser Raum darf so wenig wie der Arzneikeller mit
Wirtschaftsräumen oder dem Laboratorium in unmittelbarer Verbindung stehen.

Monaten hergestellt worden ist, darf von den Apotheken nicht mehr abgegeben werden.

3. Die Impfanstalten haben die einzelnen Impfstoffgefäße in einer
Packung zu liefern, welche so verschlossen ist, daß sie nicht ohne Zer-
reißen oder Zerbrechen des Verschlusses geöffnet werden kann. Auf der
Packung selbst müssen angegeben sein: a. der Name der Impfanstalt,
b. die Nummer des Versandbuches, c. der Tag der Abnahme des Impfstoffes, d. der Tag, bis zu welchem der Impfstoff verkauft werden darf,
e. die Zahl der in der Packung enthaltenen Impfstoff-Portionen, f. der
Preis, für den die Lymphe von den Apotheken abzugeben ist. Auch eine
Gebrauchsanweisung und eine zur Mitteilung über die Wirksamkeit der
Lymphe seitens des impfenden Arztes an die Impfanstalt bestimmte Post-
karte müssen in der Packung enthalten sein.

4. Die Apotheken haben den Impfstoff nur auf ärztliches Erfordern
und in der Originalpackung der Impfanstalt abzugeben. Sie haben ein
Geschäftsbuch zu führen, welches folgende Spalten enthält: a. laufende
Nummer, b. Datum des Empfanges der Packung aus der Impfanstalt,
c. Zahl der in der Packung enthaltenen Impfstoff-Portionen, d. Tag der
Herstellung des Impfstoffes in der Anstalt, e. Tag, bis zu welchem der
Impfstoff von der Apotheke abgegeben werden darf, f. Datum des Ver-
kaufs, g. Name des verordnenden Arztes.

5. Apotheken, welche eine Impfstoff-Niederlage einer Kgl. Impfanstalt übernommen haben, dürfen keinen Impfstoff aus einer anderen
Bezugsquelle vertreiben. Sie dürfen den aus der Kgl. Impfanstalt bezogenen Impfstoff, abgesehen von anderen Apotheken, nicht an Wiederverkäufer abgeben. Auch haben sie sich jeglicher Reklame mit dem
Impfstoff zu enthalten. Dagegen ist es ihnen gestattet, den Ärzten ihres
Vertriebsbezirks durch einen Aushang in der Apotheke oder in sonst geeigneter Weise anzuzeigen, daß ihnen eine amtliche Niederlage einer Kgl.
Impfanstalt übertragen sei.

6. Die Apotheken haben an die Kgl. Impfanstalten für eine Packung
zu einer Portion 25, für eine solche zu 5 Portionen 60 Pf. zu entrichten.
Sie dürfen eine Packung zu 1 Portion für 50 Pf., eine solche zu 5 Portionen für 1 M. verkaufen. Eine Zurücknahme nicht verkauften Impfstoffes seitens der Kgl. Impfanstalten findet nicht statt.

7. Die Impfstoff-Niederlagen sind von den Apotheken-Besichtigungs-
Kommissionen gelegentlich der vorgeschriebenen Apotheken-Besichtigungen
und von den Kreisärzten gelegentlich der jährlichen Apotheken-Musterungen
einer Besichtigung zu unterziehen."

Der **Phosphor** muß im Arzneikeller, und zwar unter Wasser, in einer mit Glasstöpsel verschlossenen, bezeichneten Flasche, welche in Sand oder Asbest in einer außen lackierten, bezeichneten Eisenblechkapsel steht, aufbewahrt und nebst allen Phosphorzubereitungen in einer Mauernische, welche mittels einer eisernen oder mit Eisenblech beschlagenen, bezeichneten Tür verschlossen ist, oder in einem eisernen Schranke oder in einer anderen, gleich feuersicheren Weise unter Verschluß aufgestellt werden.

§ 20. Wenn besondere Räume zur Aufnahme **überschießender Vorräte**, welche in den vorhandenen Standgefäßen nicht untergebracht werden können, eingerichtet sind, so müssen dieselben unter Berücksichtigung der Vorschriften über die Absonderung der vorsichtig aufzubewahrenden Mittel bei deutlicher Bezeichnung der Behältnisse ordentlich gehalten werden.

Mittel der Tab. B des Arzneibuches dürfen hier niemals Platz greifen.

4. Das Laboratorium.

§ 21. Das **Laboratorium** soll nach Größe und Ausstattung dem Geschäftsbetriebe entsprechen, hell und leicht lüftbar, feuersicher, am Fußboden wasserdicht und mit feuerfester Decke versehen sein[1].

Dasselbe soll mindestens mit einer kleinen **Dampfkoch- und Dampfdestillationsvorrichtung** nebst erforderlichen Ausrüstungsgegenständen, einer Einrichtung für **freie Feuerung** und einem **Trockenschrank** sowie mit den erforderlichen **Wagen und Gewichten** ausgestattet sein.

---

[1] Feuersichere Anlegung des Laboratoriums. Min.Erl. vom 22. Juni 1894. „Der § 21 des Erlasses vom 16. Dezember 1893, die Einrichtung und den Betrieb der Apotheken betreffend, macht einen Unterschied zwischen feuersicher und feuerfest, indem er vorschreibt, daß das Laboratorium überhaupt feuersicher, die Decke aber feuerfest sein soll. Danach genügt es, daß in den Wänden etwa vorhandene Holzteile berohrt und mit einer 2 cm starken Kalk- oder Zementschicht überputzt sind. Dagegen muß von einer feuerfesten Decke verlangt werden, daß sie entweder ganz gemauert, also gewölbt oder durch einen Mantel von Wellblech geschützt sei, welcher letztere an den Deckenteilen befestigt sein kann. Mit Rücksicht jedoch darauf, daß explosive oder feuergefährliche Stoffe in den Apothekerlaboratorien heutzutage kaum noch zur Verarbeitung gelangen, will ich es bei den bestehenden Apotheken als genügend ansehen, wenn die Decke keine freien Holzteile zeigt, sondern wenn diese, soweit sie vorhanden sind, in der vorgedachten Weise durch eine Kalk- oder Gipsschicht von mindestens 2 cm Stärke bekleidet sind. Bei Neuanlagen von Laboratorien aber muß es jedenfalls bei der Forderung einer feuerfesten Decke verbleiben."

Mit Genehmigung des Regierungspräsidenten kann der Trockenschrank auch an einem anderen Orte aufgestellt werden, muß dann aber verschließbar sein und den sonstigen Vorschriften entsprechen.

Eine **Presse** mit Zinn oder verzinnten Einsätzen (Platten), sowie ein mit Luftlöchern versehenes Schränkchen zur Aufbewahrung der **Kolier- und Preßtücher** ist hier oder an einem benachbarten anderen Orte sachgemäß aufzustellen. Die Kolier- und Preßtücher (Beutel) sind, soweit erforderlich, zu bezeichnen.

[1]) Die in dem Arzneibuche zur Prüfung der Arzneimittel vorgeschriebenen **Reagentien und maßanalytische Lösungen** [2]) nebst den dazu gehörigen **Geräten,** nämlich mindestens:

> ein Meßkolben zu 1 l,
> „   „   „ 500 ccm,
> „   „   „ 100 ccm Inhalt,
> ein Kölbchen zu 50 ccm Inhalt mit engem, in $^1/_{10}$ ccm geteiltem Hals,
> vier Vollpipetten von 5, 10, 20, 25 ccm,
> zwei Meßpipetten zu 5 und 10 ccm Inhalt, in $^1/_{10}$ ccm abgeteilt,
> zwei Büretten zu 25 bis 50 ccm Inhalt, in $^1/_{10}$ ccm abgeteilt, mit Glasverschluß versehen, nebst Stativ;

ferner:

> drei Scheidetrichter zu etwa 200 ccm Inhalt,
> zwei Glaszylinder zu 100 und 200 ccm Inhalt mit Glasstöpsel, ohne Tülle, in $^1/_1$ ccm abgeteilt,
> zwei Uhrgläser mit Klemme,
> eine Wage zur Bestimmung des spezifischen Gewichts und für feinere Wägungen, die bei 100 g Belastung noch 0,001 g mit Sicherheit erkennen läßt,
> ein Exsikkator,
> ein Luftbad,
> ein Siedethermometer,
> eine Einrichtung zur Bestimmung des Schmelzpunktes und des Siedepunktes nebst den erforderlichen Kapillarröhrchen,
> mehrere Tiegel zur Ermittelung des Verbrennungsrückstandes,

---

[1]) Abs. 5 des § 21 in der Fassung des Min. Erl. vom 15. Dezember 1910.

[2]) **Reagentiengefäße.** Min. Erl. vom 15. Dezember 1910. „In bestehenden Apotheken dürfen die Gefäße der Reagentien, die die bisher übliche Bezeichnung des Reagens mit dem lateinischen Namen tragen, bis auf weiteres beibehalten werden.“

mehrere mindestens 75 cm lange, etwa 5 mm weite Glas-
rohre aus Kaliglas,

mehrere Siedekölbchen, Kölbchen aus Jenaer Glas, Becher-
gläser und Probierrohre von ungefähr 20 mm Weite,

ein Mikroskop, das eine mindestens 350 fache Linearvergröße-
rung leistet und mit einem Okularmikrometer ausgestattet
ist,

ein Perkolator;

sind vorrätig zu halten und sachgemäß in den Geschäftsräumen
aufzubewahren.

Für diejenigen Reagentien, die in gebrauchsfertigem Zustand
im Verkaufsraume aufgestellt sind, oder die nur bei Bedarf hergestellt werden sollen, sind besondere Standgefäße nicht erforderlich.

Die Reagentien und volumetrischen Lösungen für ärztliche
Untersuchungen (Anlage III des Arzneibuchs) brauchen nicht vorrätig gehalten zu werden.

5. Die Stoßkammer.

§ 22. Zum Zerkleinern der Arzneimittel dient ein besonderer, heller Raum, in welchem außer einem **Arbeitstische** die
erforderlichen **Werkzeuge** (Metallmörser, Wiege-, Schneide- oder
Stampfmesser mit Brett oder Kasten und dergl.) ihren Platz finden.

Die im Arzneibuche geforderten **Siebe**[1]) sind, mit den vorgeschriebenen Nummern versehen, an geeignetem Platze, gegen
Verunreinigung geschützt, aufzubewahren.

Siebe für stark wirkende und stark riechende Mittel sind
entsprechend zu bezeichnen[2]).

§ 23. Alle Nebenräume, mit Ausnahme der in den §§ 18
und 20 erwähnten, sind mit einem **Arbeitstisch** auszustatten;
sie sind außer der Zeit der Benutzung tunlichst verschlossen zu
halten.

§ 24. Sämtliche **Wagen** in der Offizin wie in den Nebenräumen von 1 kg Tragfähigkeit abwärts müssen ebenso wie sämtliche **Gewichte** von 500 g abwärts präzisiert sein und den Bestimmungen der Eichordnung für das Deutsche Reich vom

---

[1]) Siebe. Min.Erl. vom 15. Dezember 1910. „Die Verwendung
von Sieben aus Kupfer-, Messing- oder Bronzedraht ist nicht gestattet.“

[2]) Siebe für starkwirkende Mittel. Min. Erl. von 1899.
„Sobald sich das Bedürfnis für den Gebrauch eines Siebes für starkwirkende Mittel in der Apotheke ergibt, ist ein solches zu beschaffen und
entsprechend zu bezeichnen.“

27. Dezember 1884, der Bekanntmachung vom 27. Juli 1885 und der Bekanntmachung über die Prüfung der Wagen und Gewichte in den Apotheken vom 10. Juli 1895 entsprechen[1]).

Alle zwei Jahre sind sämtliche in der Offizin und den Nebenräumen in Gebrauch befindlichen Wagen und Gewichte dem nächstliegenden Königl. **Eichungsamt zur Prüfung** vorzulegen[2]). Handelswagen und Handelsgewichte dürfen auch dem nächstliegenden Gemeindeeichungsamt zur Nacheichung vorgelegt werden[3]).

Damit die Frist von zwei Jahren möglichst innegehalten wird, soll die Vorlegung alle zwei Jahre in demselben Halbjahre stattfinden, in welchem die erste Vorlegung stattgefunden hat.

Der Nachweis der erfolgten Vorlegung wird durch die darüber von dem Eichungsamte auszustellende Bescheinigung geführt.

§ 25.   Die Vorschriften der § 8, 9, 11, 13, 14 und 15 gelten auch für die Vorratsräume. Ausgenommen sind die im § 14 für **Jodoformium** getroffenen Bestimmungen.

§ 26.   In jeder Apotheke müssen vorhanden sein:

das **Arzneibuch** für das Deutsche Reich[4]),

die **Arzneitaxe,**

die reichs- und landesgesetzlichen, sowie die reglementarischen **Bestimmungen** über das Apothekenwesen,

---

[1]) Das Maß- und Gewichtswesen ist jetzt durch eine Reihe neuer reichsgesetzlicher Bestimmungen geregelt. Näheres s. bei Böttger-Urban: Die Preußischen Apothekengesetze, 5. Aufl. Seite 80 ff.

[2]) Nacheichung der Wagen. Min.Erl. vom 25. Juni 1896. „Bei der Versendung von Wagen zur Nacheichung dürfen in keinem Fall solche Teile zurückgehalten werden, welche Pfannen enthalten. Es sind also die Schalen, Gehänge und die Ständer, sofern sie Pfannen tragen, mitzusenden. Dagegen sind Stative, welche zum Aufhängen von Wagen dienen, deren Balken in einer Schere spielt, nicht mit vorzulegen, ebensowenig Gegenstände, wie Etuis, Pinzetten usw.“

Die Nacheichung der Wiegegeräte der Apotheken erfolgt jetzt zumeist an Ort und Stelle gelegentlich besonderer Rundreisen der Eichbeamten.

[3]) Gemeindeeichungsämter gibt es in Preußen nicht mehr.

[4]) Deutsches Arzneibuch. Min.Erl. vom 15. Dezember 1910. „Gemäß dem Bundesratsbeschluß vom 3. November d. J. (Bek. des Herrn Reichskanzlers vom 6. November d. J.) tritt das Deutsche Arzneibuch, 5. Ausgabe 1910, vom 1. Januar 1911 ab an Stelle des zurzeit geltenden Arzneibuchs für das Deutsche Reich, 4. Ausgabe. Hierzu bestimme ich . . . . was folgt: 1. Vom 1. Januar 1911 ab muß in jeder Voll-, Zweig-, Krankenhaus- und ärztlichen Hausapotheke mindestens ein Arzneibuch für das Deutsche Reich, 5. Ausgabe 1910 (erschienen in R. von Deckers Verlag, G. Schenk in Berlin), und in jeder Voll- und Zweigapotheke außerdem ein (bei A. Hirschwald in Berlin erschienenes) Arzneimittelverzeichnis

die in einem Aktenheft vereinigten auf die Apotheke bezüglichen behördlichen **Verfügungen** in Druckexemplaren oder
Originalen nach dem Datum geordnet und der Bescheid
über die letzte amtliche Besichtigung,

ein **Giftverkaufsbuch** nebst Belegen (Giftscheinen),

wissenschaftliche Bücher für die Fortbildung der Gehilfen
und zur Ausbildung von Lehrlingen,

eine **Pflanzensammlung** oder ein Werk mit guten Abbil-
dungen von Pflanzen und Pflanzenteilen.

Vorstehend bezeichnete Bücher usw. und die **Urkunden** über die
Befähigung, Betriebs- und Besitzberechtigung, sowie das Arbeitstagebuch (**Elaborationsbuch**), das Buch mit den Eintragungen
über den Empfang und die Abgabe von tierischem **Impfstoff**[1])
und die vorhandenen **Rezepte** sind bei den Besichtigungen auf
Erfordern vorzulegen.

B. Betrieb.

§ 27. In jeder Apotheke müssen die im Arzneiverzeichnis
(**Series Medicaminum**) mit einem (*) bezeichneten Mittel[2]) stets
vorrätig und alle vorhandenen Mittel von vorschriftsmäßiger Beschaffenheit sein.

Dieselben Waren in **verschiedener Güte** zu führen, ist dem
Apotheker nicht gestattet.

Ausgenommen hiervon sind die lediglich zu technischen
Zwecken dienenden, als solche unzweideutig bezeichneten Waren.

§ 28. Der Apothekenvorstand ist für die **Güte aller Mittel**
verantwortlich, gleichviel, ob er dieselben bezogen oder selbst
hergestellt hat; die **Herstellung** darf nur nach Vorschrift des
Arzneibuchs stattfinden[3]).

---

vorhanden sein. Dieses Verzeichnis ist bei Apothekenbesichtigungen vorzulegen; die mit einem Stern bezeichneten Arzneimittel müssen in jeder
Voll- oder Zweig-Apotheke vorrätig sein."

Die weiteren auf einzelne Paragraphen der Ap.B.O. bezüglichen
Bestimmungen des Erlasses sind an den entsprechenden Stellen angeführt.

[1]) s. Seite 12.

[2]) s. Seite 58.

[3]) Brusttee. Min.Erl. vom 3. April 1901. „Als Brusttee darf
nur ein nach Vorschrift des Arzneibuchs für das Deutsche Reich bereitetes
Teegemisch abgegeben werden."

Beschaffenheit des Hydrastis-Fluidextrakts sowie der
galenischen Arzneimittel überhaupt. Min.Erl. vom 26. Februar 1913. „Wie bei Gelegenheit einer Verhandlung des Reichs-Gesund-
heitsrats mitgeteilt worden ist, sind von interessierter Seite in verschie-

Die selbstbereiteten Mittel sind in ein **Arbeitstagebuch** ein-
zutragen[1]), die gekauften Mittel dagegen nach den Bestimmungen

denen Apotheken des Reichs Ankäufe von Extractum Hydrastis fluidum
vorgenommen worden. Angestellte Untersuchungen haben ergeben, daß ein
großer Teil der entnommenen Proben nicht die vorschriftsmäßige Beschaffenheit besaß, indem der Hydrastingehalt nicht den Anforderungen
des Deutschen Arzneibuches entsprach. Ew. pp. ersuche ich ergebenst,
gefälligst die mit der Besichtigung der Apotheken des dortigen Bezirks
betrauten Kommissare anzuweisen, der Beschaffenheit dieses sehr wichtigen
Arzneimittels sowie der galenischen Arzneimittel überhaupt besondere Aufmerksamkeit zuzuwenden und die Apotheker zu peinlichster Sorgfalt bei
Herstellung der galenischen Arzneizubereitungen anzuhalten. Die von den
Apothekern etwa im Handel bezogenen derartigen Präparate dürfen erst
nach Prüfung und Feststellung der ordnungsmäßigen Beschaffenheit an
das Publikum abgegeben werden."

Arzneimittelherstellung während des Krieges. Min.Erl.
vom 16. Mai 1916. „Infolge der durch den Krieg eingetretenen Verhältnisse mangelt es jetzt verschiedentlich an einzelnen bisher bei der
Herstellung von Arzneimitteln verwendeten Roh- und Zusatzstoffen. Es
wird deshalb notwendig, durch Heranziehung geeigneter Ersatzstoffe nach
Bedarf Abhilfe zu schaffen, wobei nicht zu vermeiden ist, daß einzelne
Arzneimittel künftig eine den Vorschriften des Deutschen Arzneibuchs
nicht vollkommen entsprechende Beschaffenheit erhalten. Den Apothekern
fällt die Aufgabe zu, die Ärzte — und in geeigneter Weise auch die Be-
völkerung — mit den tatsächlichen Verhältnissen bekannt zu machen und
auf die Unmöglichkeit hinzuweisen, in jedem Falle eine Ware abzugeben,
die genau nach den Vorschriften des Arzneibuches angefertigt ist. Von
einem verständnisvollen Zusammenarbeiten von Arzt und Apotheker kann
erwartet werden, daß im Einzelfalle auch die Lösung der Frage, welches
andere Arzneimittel an die Stelle eines nicht zu beschaffenden treten kann,
keine Schwierigkeiten bereiten wird. Für die pharmazeutischen Bevollmächtigten aber ergibt sich hieraus, daß bei den Apothekenbesichtigungen
während des Krieges die veränderten Verhältnisse zu berücksichtigen und
keine unerfüllbaren Forderungen an die Beschaffenheit der in Frage
kommenden Arzneien zn stellen sind. Es werden also solche Arzneimittel unbeanstandet bleiben müssen, wenn ihre Beschaffenheit zwar nicht
in allen Punkten den Forderungen des Arzneibuches entspricht, aber doch
zu dem bestimmten Zweck geeignet ist."

Verbandstoffe. Min.Erl. vom 10. Februar 1917. „Ich mache
ergebenst darauf aufmerksam, daß die Verbandstoffe wegen Mangels an
Rohmaterialien den Vorschriften des Deutschen Arzneibuches entsprechend
nicht mehr hergestellt werden können und daß hierfür bis auf weiteres
die Anordnungen der zuständigen Heeres- und Kriegswirtschaftsstellen
maßgebeud sind. Ich ersuche daher, die Apotheker und Apothekenrevisoren
im Sinne des Erlasses vom 16. Mai 1916 zu verständigen."

[1]) Arbeitstagebuch. Min.-Erl. von 1899. „Alphabetisch und
nach Monaten geordnete Eintragungen in das Arbeitstagebuch sind als
zweckentsprechend anzusehen."

des Arzneibuchs vor Ingebrauchnahme auf Echtheit und Reinheit sorgfältig zu **prüfen**[1]).

§ 29. Der Apothekenvorstand hat fortlaufend die Arzneistoffe, insbesondere die dem Verderben oder der Zersetzung unterliegenden, sorgfältig zu **prüfen** und erforderlichenfalls durch einwandfreie Waren zu ersetzen.

§ 30. Ärztliche Verordnungen **(Rezepte)** sind unter Beobachtung größter Sauberkeit und Sorgfalt ohne Verzug auszuführen; vom Arzte als „eilig“ bezeichnete gehen anderen Verordnungen vor. Die einzelnen Bestandteile dürfen nicht abgemessen, sondern müssen abgewogen werden.

Die zur Verarbeitung von Giften und von stark riechenden Mitteln bestimmten Geräte dürfen anderweitig nicht benutzt werden.

Ärztliche Verordnungen dürfen von **Lehrlingen** nur unter Aufsicht des Vorstandes oder eines Gehilfen, unter deren Verantwortlichkeit, angefertigt werden.

Für die **Farbe der Signaturen** und die Wiederholung stark wirkender Arzneimittel sind die Bestimmungen des Ministerialerlasses vom 22. Juni 1896 maßgebend[2]).

§ 31. Die **Signatur** muß in deutscher Sprache deutlich und leserlich enthalten:

a. die Bezeichnung der verabfolgenden Apotheke,
b. den Tag der Herstellung der Arznei,
c. die Gebrauchsanweisung[3]).

Gebrauchsanweisungen in fremder Sprache sind daneben zulässig. Außerdem müssen die verordneten Bestandteile der

---

[1]) **Prüfung der Arzneistoffe seitens der Apotheker.** Ein Min.-Erl. vom 13. Mai 1908 ersucht die Regierungs-Präsidenten, „den Apothekern ihres Bezirks die gewissenhafte Prüfung bei dem Einkaufe und der Abgabe der Arzneistoffe erneut zur Pflicht machen und sie zugleich darauf hinweisen, daß sie durch Verabsäumung dieser Pflicht sich nicht nur den Verwaltungsbehörden verantwortlich machen, sondern sich auch schweren kriminellen Ahndungen und der Heranziehung zum Ersatz etwa verursachten Schadens aussetzen.“

[2]) s. Seite 32.

[3]) Gebrauchsanweisung. „Wenn sich eine Gebrauchsanweisung in der ärztlichen Verordnung nicht findet, ist der Apotheker auch nicht verpflichtet, eine Gebrauchsanweisung auf der Signatur zu vermerken.“ (Erklärung des Geh. Ob.-Med.-Rats Dr. Dietrich in der Sitzung des preußischen Apothekerkammerausschusses vom 22. November 1904.)

Arznei[1]) und, wenn aus der Verordnung ersichtlich, auch der Name des Kranken auf der Signatur vermerkt sein.

§ 32. Auf der ärztlichen Verordnung ist sogleich nach der ärztlichen Anfertigung der ausgeschriebene **Name des Anfertigers** und baldigst die **Taxe** leserlich zu vermerken[2]).

Auf ärztlichen Verordnungen, welche aus öffentlichen oder Krankenkassen (Krankenversicherungsgesetz in der Fassung vom 10. April 1892) bezahlt werden, ist die Taxe für die Mittel, Arbeiten, Gefäße usw. nach den Einzelpreisen auszuwerfen[3]).

---

[1]) **Signatur der Arzneien.** Min.Erl. vom 14. Juli 1902. „Auf die Eingabe vom . . . erwidere ich, daß die Bestimmungen des letzten Absatzes des § 31 der Ap.B.O. vom 18. Februar 1902 dahin auszulegen sind, daß auf der Signatur nicht nur die Bezeichnungen, sondern auch die Gewichtsmengen der verordneten Bestandteile der Arzneien zu vermerken sind. Ein Anlaß, die Bestimmung durch Aufnahme der Worte „und Gewichtsmenge" zu ergänzen, kann hiernach als vorliegend nicht erachtet werden."

Ersatz wortgeschützter Arzneimittel. Min. Erl. vom 25. August 1914. „Der § 31 der Ap.B.O. vom 18. Februar 1902 schreibt nur vor, daß auf der Signatur die verordneten Bestandteile der Arznei vermerkt sein müssen. Der Apotheker ist danach in der Lage, in Fällen, in denen Arzneimittel unter einem durch Wortzeichen geschützten Namen nur mit dem Zusatz E. oder Ers. auf einer ärztlichen Verordnung verschrieben sind, bei Angabe der Bestandteile auf der Signatur durch Ausschreiben des Wortes Ersatz einwandfrei zu erkennen zu geben, daß nicht das geschützte Produkt bei der Herstellung der Arznei Verwendung gefunden hat. Hiernaeh liegt zu einer Änderung der bestehenden Bestimmungen kein Anlaß vor."

[2]) **Vermerke des Apothekers auf der ärztlichen Verordnung.** Min. Erl. vom 3. Juni 1903. „Der § 32 der Ap.B.O. vom 18. Februar 1902 schreibt vor, daß auf der ärztlichen Verordnung sogleich nach der Anfertigung der ausgeschriebene Name des Anfertigers zu vermerken ist. Daneben wird bei der Abgabe der Arznei häufig auch ein Stempel mit der Firma der Apotheke auf die Verordnung aufgedruckt. Hierbei ist in letzter Zeit beobachtet worden und hat auch in einem mir bekannt gewordenen Falle gelegentlich der Erneuerung eines solchen Rezeptes einen folgenschweren Irrtum herbeigeführt, daß diese Vermerke zuweilen in den Text der Verordnung derart hineingeschrieben und gedruckt werden, daß die Angaben des Arztes nicht mehr deutlich zu lesen sind. Dies gibt mir Veranlassung, zur künftigen Beachtung anzuordnen, daß alle Vermerke des Apothekers so anzubringen sind, daß der Text der ärztlichen Niederschrift durch dieselben nicht berührt oder verdeckt wird. Insbesondere wird es sich bei Mangel an genügendem Raume empfehlen, die Apothekenstempel der Rückseite der Verordnung aufzudrucken."

[3]) Seit Inkrafttreten der Deutschen Arzneitaxe (1. April 1905) ist durch Ziffer 19 derselben die Verpflichtung des Apothekers zum Vermerk des Arzneipreises nach seinen Einzelansätzen auf alle Rezepte, also auch Privatrezepte, ausgedehnt.

§ 33. Wenn der Apotheker in einer ärztlichen Verordnung einen **Verstoß gegen die bestehenden Vorschriften** oder einen **Irrtum** zu finden glaubt, so muß er darüber den verordnenden Arzt mündlich oder in einem verschlossenen Briefe verständigen. Besteht der Arzt auf Anfertigung seiner Verordnung, so kann der Apotheker dieselbe zwar auf dessen Verantwortung anfertigen, ist aber verpflichtet, dem Kreisarzt sogleich Anzeige zu machen, oder, wenn dieser die Arznei verordnet haben sollte, die Verordnung dem Regierungspräsidenten zur Prüfung durch den Regierungs- und Medizinalrat einzusenden.

Ist der verordnende Arzt nicht zu erreichen, so ist bei **Überschreitung der Maximaldosen** die vorgeschriebene Grenze herzustellen und dem Arzte tunlichst bald Kenntnis davon zu geben.

Unleserlich geschriebene Verordnungen dürfen ohne Aufklärung durch den Arzt nicht angefertigt werden.

Es ist nicht gestattet, **für ein verschriebenes Arzneimittel ein anderes** zu verwenden.

§ 34. Arzneien, welche **nicht von approbierten Ärzten** verschrieben sind, dürfen nur dann angefertigt werden, wenn dieselben lediglich aus solchen Mitteln bestehen, welche auch im Handverkauf abgegeben werden dürfen (Ministerialerlaß vom 22. Juni 1896)[1]).

§ 35. Die in den Apotheken befindlichen **ärztlichen Verordnungen** dürfen anderen Personen als dem verordnenden Arzte, dem Kranken und dessen Beauftragten oder Vertreter weder gezeigt, noch in Ur- oder Abschrift verabfolgt werden.

§ 36. Der Verkehr mit **Geheimmitteln** regelt sich nach den hierüber bestehenden Bestimmungen[2]).

§ 37. Die **Ausübung der Heilkunst** ist den Apothekern untersagt. Bei lebensgefährlichen Verletzungen, Vergiftungen oder besonders eiligen Notfällen ist es dem Apotheker ausnahmsweise gestattet, mangels rechtzeitiger ärztlicher Hilfe die von ihm für zutreffend erachteten Mittel abzugeben. Er hat aber dafür zu sorgen, daß beim Eintreffen eines Arztes diesem sofort genaue Mitteilung gemacht werde.

Einfache, die Anwendung eines Mittels erläuternde, kurze Anweisung zu geben ist gestattet.

§ 38. Es ist den Apothekern untersagt, mit Ärzten oder anderen Personen, welche sich mit der Behandlung von Krankheiten befassen, über die Zuwendung von Arzneiverordnungen

---

[1]) s. Seite 32.
[2]) s. Seite 40.

Verträge zu schließen oder denselben dafür Vorteile zu gewähren, oder Arzneien anzufertigen, deren Bestandteile durch **erdichtete, unverständliche Ausdrücke** bezeichnet sind.

§ 39. **Nebengeschäfte** dürfen Apotheker nur mit Genehmigung des Regierungspräsidenten, und zwar in besonderen, von den Apothekenräumen getrennten und mit eigenem Eingang versehenen Gelassen treiben[1]).

§ 40. Apothekern, welche ihre Apotheke ohne Gehilfen betreiben, kann auf ihren Antrag durch den Regierungspräsidenten widerruflich gestattet werden, während bestimmter Stunden sich **aus der Apotheke zu entfernen,** wenn Fürsorge getroffen ist, daß im Bedarfsfalle der Apotheker innerhalb einer Stunde zurückgerufen werden kann.

In Orten mit zwei oder mehreren Apotheken kann nach Vereinbarung unter den Apothekenvorständen mit Zustimmung des Regierungspräsidenten an den **Sonntagen und Feiertagen** abwechselnd ein Teil der Apotheken geschlossen werden.

Durch öffentliche Bekanntmachung am Ort und Aushang in der Apotheke ist die erteilte Genehmigung zur allgemeinen Kenntnis zu bringen[2]).

---

[1]) **Nebengeschäfte der Apotheker.** Min.Erl. vom 11. Januar 1898. „Einem Apotheker wird mit Hinblick auf § 3 der Reichsgewerbeordnung im allgemeinen nicht verboten werden können, neben dem Apothekenbetriebe sich noch anderweitige Betriebsquellen auf gewerblichem Gebiete zu verschaffen. Ebenso wie ein Apotheker Eigentümer eines Rittergutes sein kann, wird er auch Eigentümer eines Drogengeschäfts sein dürfen, vorausgesetzt, daß er den Betrieb der Apotheke persönlich leitet und die Nebengeschäfte durch Bevollmächtigte besorgen läßt. Dies schließt jedoch das Recht der Behörde nicht aus, wenn im Einzelfalle begründete Veranlassung vorliegt, anzunehmen, daß dem ordnungsmäßigen Apothekenbetriebe aus dem Betriebe eines zweiten Geschäftes Nachteile erwachsen werden, dem Bewerber um die Konzession einer Apotheke die Aufgabe des zweiten Geschäftes als Bedingung vorzuschreiben. Dies gilt nicht nur von Neukonzessionierungen, sondern auch von der Bestätigung eines präsentierten Geschäftsnachfolgers. § 3 der Reichsgewerbeordnung steht in diesem Punkte nicht entgegen, da die Errichtung von Apotheken — die Präsentation eines Geschäftsnachfolgers gehört auch hierher — sich in Gemäßheit des § 6 a. a. O. nach Landesrecht regelt."

[2]) **Apothekenschluß zur Nachtzeit.**

a. Min. Erl. vom 30. November 1907. „Im Verfolg des Erlasses vom 25. Januar d. J. will ich nach Anhörung der Apothekenkammern unter Vorbehalt jederzeitigen Widerrufs Einwendungen dagegen nicht weiter erheben, wenn der nach § 40 Abs. 2 der Ap.B.O. vom 18. Februar 1902 zulässige Apothekenschluß an den Sonntagen und Feiertagen auch auf die Nachtstunden bis 7 Uhr morgens des folgenden Werktages ausgedehnt wird. Voraussetzung bleibt, daß das beteiligte Publikum in ge-

§ 41. Der Apothekenvorstand ist verpflichtet, jede **Behinderung in der Leitung** der Apotheke, wenn sie die Dauer von drei Tagen übersteigt, unter Benennung des Vertreters dem Kreisarzt rechtzeitig anzumelden.

Bei Abwesenheit oder Behinderung des Vorstandes bis zu 14 Tagen kann die Vertretung durch einen Gehilfen, bei längerer Dauer muß sie durch einen approbierten Apotheker ausgeübt werden[1]).

Kein Apothekenvorstand darf ohne Genehmigung des Regierungspräsidenten länger als drei Monate im Zusammenhang und während eines Jahres nicht mehr als vier Monate in der Leitung der Apotheke vertreten werden[2]).

C. Personal.

§ 42[3]). Jeder Apothekenvorstand kann soviel **Lehrlinge als** er Gehilfen hat[4]), zur Ausbildung annehmen.

---

eignet erscheinender Weise von dem Schluß der einzelnen Apotheke in Kenntnis gesetzt und an den geschlossenen Apotheken ein leicht sichtbarer Hinweis auf die nächsten offen gehaltenen Apotheken angebracht wird."

b. Min. Erl. vom 13. April 1909: „Durch den Runderlaß vom 30. November 1907 ist unter gewissen Voraussetzungen und dem Vorbehalt jederzeitigen Widerrufs der abwechselnde Schluß eines Teiles der Apotheken des gleichen Ortes während der auf den Sonntag folgenden Nachtstunden genehmigt worden. Die seither gemachten Erfahrungen lassen es unbedenklich erscheinen, unter den gleichen Voraussetzungen diese Vergünstigung in geeigneten Fällen für die Nachtzeit überhaupt zuzulassen."

[1]) Vertretung von Apothekenvorständen. Min. Erl. vom 8. August 1914. „Aus dem gefälligen Bericht vom . . . will ich in Rücksicht auf den gegenwärtigen Kriegszustand abweichend von der Bestimmung im § 41 Abs. 2 der Ap.B.O. vom 18. Februar 1902 genehmigen, daß bei Abwesenheit oder Behinderung eines Apothekenvorstandes die Vertretung durch einen Gehilfen bis auf weiteres auch über 14 Tage hinaus erfolgen darf. Voraussetzung ist dabei, daß ein approbierter Apotheker als Vertreter nicht zu erlangen ist und daß der Gehilfe die pharmazeutische Vorprüfung bestanden und sich als zuverlässig erwiesen hat."

[2]) Die Bestimmung in § 41 Abs. 3 der Ap.B.O. entbehrt der Rechtsgültigkeit. Nach Urteilen des Reichsgerichts vom 7. Juni 1899 und 19. Mai 1911, sowie des Preußischen Oberverwaltungsgerichts vom 2. November 1905 ist die Stellvertretung des Apothekenvorstandes durch eine qualifizierte Person auch ohne behördliche Genehmigung unbeschränkt zulässig.

[3]) § 42 in der Fassung des Min.Erl. vom 27. August 1903.

[4]) Zahl der Lehrlinge in Apotheken. Min. Erl. vom 10. Oktober 1912. „Unter Gehilfen im Sinne des § 42 Abs. 1 der Ap.B.O. vom 18. Februar 1902 sind nur solche zu verstehen, die vollbeschäftigt werden. Gehilfen, welche nur aushilfsweise mehrere Stunden in der

Wer keinen Gehilfen hält, kann einen Lehrling ausbilden, bedarf aber hierzu der Erlaubnis des Regierungspräsidenten, welche widerruflich ist.

In Zweigapotheken dürfen Lehrlinge nicht ausgebildet oder beschäftigt werden.

§ 43[1]). Wer als Lehrling in eine Apotheke eintreten will, hat vorher ein von dem zuständigen Kreisarzt auf Grund

1. des Zeugnisses über die in Gemäßheit der Bekanntmachung des Reichskanzlers vom 5. März 1875 § 4 Nr. 1[2]) erforderliche wissenschaftliche Vorbildung,

2. des Revaccinationsscheines,

3. des selbstgeschriebenen Lebenslaufes

ausgestelltes **Zulassungszeugnis** dem Apothekenvorstand vorzulegen. Aus dem Zeugnis muß auch der **Tag** des Eintritts in die Apotheke ersichtlich sein.

Ohne dieses Zeugnis darf kein Apothekenvorstand einen Lehrling annehmen.

Ein Lehrling, welcher während der Lehrzeit die **Lehrstelle wechselt,** hat von dem für die neue Lehrstelle zuständigen Kreisarzt das Zulassungszeugnis genehmigen zu lassen. In dem Abgangszeugnis aus der früheren Stelle ist der Grund des Abganges von dem Lehrherrn anzugeben. Ohne ein so ergänztes Zulassungszeugnis darf kein Lehrling von einem anderen Lehrherrn angenommen werden.

§ 44. Der Apothekenvorstand ist für die sachgemäße **Ausbildung des Lehrlings** verantwortlich. Er hat für die erforderlichen Lehrmittel zu sorgen, dem Lehrling hinreichend geschäftsfreie Zeit zum Studium, im Sommer zum Sammeln von Pflanzen, zu gewähren, die Anlegung und Ordnung der Pflanzensammlung zu überwachen, sowie selbst oder durch einen Gehilfen den Lehrling in den praktischen Arbeiten zu unterweisen und für die Eintragung des Verlaufes dieser Arbeiten in das Arbeitsbuch Sorge zu tragen.

§ 45. Einem Apothekenvorstand, welcher seine Pflichten als Lehrherr nicht erfüllt oder sich anderweitig in sachlicher oder sittlicher Beziehung unzuverlässig erweist, kann die **Befugnis,**

Woche in einer Apotheke tätig sind, müssen bei Prüfung der Frage, wieviel Lehrlinge zur Ausbildung angenommen werden können, außer Betracht bleiben."

[1]) § 43 in der Fassung des Min.Erl. vom 27. August 1903.

[2]) Jetzt: Prüfungsordnung für Apotheker vom 18. Mai 1904, § 6 Nr. 1.

Lehrlinge auszubilden, durch den Regierungspräsidenten auf Zeit oder dauernd entzogen werden[1]).

§ 46. Die Ausbildung des Lehrlings untersteht der **Aufsicht des zuständigen Kreisarztes**, welcher alljährlich gelegentlich der vorgeschriebenen Apothekenmusterung sich von den Kenntnissen und Fortschritten der Lehrlinge zu überzeugen hat. Zu dem Zwecke hat er auch die Pflanzensammlung, sowie das Arbeitsbuch derselben zu besichtigen und die Handschriften auf ihre Deutlichkeit zu prüfen.

Die über den gesamten Vorgang aufzunehmende Verhandlung wird von dem Kreisarzt und dem Lehrherrn unterschrieben, bei günstigem Ergebnis der kreisärztlichen Registratur einverleibt, im entgegengesetzten Falle aber dem Regierungspräsidenten eingereicht.

§ 47. Über die **Prüfung als Gehilfe** und die weitere Ausbildung zum Apotheker enthalten die Bekanntmachungen des Reichskanzlers vom 5. März und 13. November 1875 die näheren Bestimmungen[2]).

Apothekergehilfen, welche diesen Bestimmungen nicht genügt haben, dürfen in Apotheken nicht tätig sein. Ausnahmen sind in Gemäßheit der Bekanntmachung des Reichskanzlers vom 12. Februar 1902 zulässig[3]).

---

[1]) **Selbstdarstellung galenischer Präparate.** Min.Erl. vom 16. September 1912. „Bei den pharmazeutischen Vorprüfungen ist wiederholt die Wahrnehmung gemacht worden, daß die zur Prüfung kommenden Apothekerlehrlinge zum Teil eine nicht hinreichende Anleitung in der Ausführung der praktischen Arbeiten in den Apothekenlaboratorien erhalten haben. Eine sachgemäße Ausbildung hierin wird nur dann gewährleistet, wenn die Lehrlinge in den Apotheken dauernd Gelegenheit haben, sich Erfahrung und Sicherheit in der Bereitung galenischer und einfacher pharmazeutisch-chemischer Präparate anzueignen. Die Apothekenvorstände, welche Lehrlinge ausbilden, sind deshalb anzuhalten, die in ihren Betrieben gebrauchten derartigen Präparate tunlichst im eigenen Apothekenlaboratorium herzustellen. Bei den Apothekenbesichtigungen und den regelmäßigen Musterungen der Apotheken durch die Kreisärzte ist festzustellen, ob diesen Anforderungen genügt wird. Bei nachgewiesener Versäumnis eines Apothekenvorstandes ist der § 45 der Ap.B.O. vom 18. Februar 1902 in Anwendung zu bringen.“

[2]) Jetzt: Prüfungsordnung für Apotheker vom 18. Mai 1904.

[3]) Dieselbe lautet: „Der Reichskanzler wird ermächtigt, in Übereinstimmung mit der zuständigen Landeszentralbehörde in besonderen Fällen Personen, welche die Prüfung der Apothekergehilfen im Inlande nicht abgelegt haben, mit Rücksicht auf eine im Auslande abgelegte gleichartige Prüfung ausnahmsweise in einer deutschen Apotheke als Apothekergehilfen zuzulassen.“

§ 48.   Der Apothekenvorstand ist verpflichtet, jeden **Eintritt und Austritt eines Lehrlings**, sowie den Eintritt und den Abgang jedes **Gehilfen** unter Beifügung des Gehilfenzeugnisses oder der Approbation, und bei der Entlassung des Entlassungszeugnisses behufs amtlicher Beglaubigung desselben dem Kreisarzt binnen acht Tagen nach dem Eintritt oder beim Abgang anzuzeigen.   Das **Entlassungszeugnis** muß eine entsprechende Erklärung enthalten, wenn die Beschäftigung des Gehilfen in der Apotheke nur eine aushilfsweise, auf Tage oder Stunden beschränkte, war[1]).

Anderes, als das **bei dem Kreisarzt angemeldete Personal** darf in den Apotheken nicht beschäftigt werden[2]).

D. Zweig-, Krankenhaus- und ärztliche Hausapotheken.

§ 49.   Für eine **Zweig-**, wie für eine **Krankenhausapotheke** genügt eine vorschriftsmäßig, entsprechend den örtlichen Ver-

---

[1]) Bescheinigung der praktischen Tätigkeit von Kandidaten der Pharmazie. Min.Erl. vom Januar 1915.   „Kandidaten der Pharmazie haben wiederholt mit ihrem Gesuch um Erteilung der Approbation als Apotheker Zeugnisse über ihre praktische Tätigkeit als Gehilfe in einer Apotheke vorgelegt, während festgestellt werden konnte, daß sie in der gleichen Zeit ihr Universitätsstudium fortsetzten oder die Stellung eines Praktikanten oder Assistenten an einem chemischen Institut bekleideten.   Die sich der falschen Beurkundung solcher Zeugnisse schuldig machenden Apotheker müssen in Zukunft als nicht geeignet zur praktischen Ausbildung der geprüften Kandidaten der Pharmazie bezeichnet werden.“

[2]) Beschäftigung von Hilfspersonal in Apotheken. Min.Erl. vom 8. Oktober 1912.   „In einem an den Herrn Regierungspräsidenten in Breslau unter dem 18. Dezember 1908 gerichteten Erlaß ist zum Ausdruck gebracht, daß Bedenken gegen die Heranziehung von nichtpharmazeutischem Hilfspersonal zu gröberen, Fachkenntnisse nicht erfordernden Hilfeleistungen im Apothekenbetriebe nicht bestehen, wenn die Beschäftigung unter Aufsicht und alleiniger Verantwortung des pharmazeutischen Apothekenpersonals geschieht; ebenso, daß Einwendungen dagegen nicht zu erheben sind, ein solches Hilfspersonal mit den durch den Apothekenbetrieb bedingten, die Arzneiabgabe nicht berührenden kaufmännischen Arbeiten — Führung der Geschäftskasse und der kaufmännischen Bücher, Ausschreiben von Rechnungen u. a. — zu beschäftigen. Auf das in Krankenhausapotheken beschäftigte Hilfspersonal finden diese Bestimmungen entsprechende Anwendung.“

Anderseits sprach sich ein früherer Min.Erl. vom 30. Januar 1900 dahin aus, daß „das Halten eines Drogisten in einer Apotheke oder in der mit einer solchen in dem gleichen Raume verbundenen Drogenabgabe unzulässig ist“.

hältnissen eingerichtete Offizin mit einem Vorratsraum, in welchem auch kleinere Arbeiten vorgenommen werden können.

§ 50. Sämtliche Arzneimittel einer Zweigapotheke müssen aus der **Stammapotheke** bezogen werden, deren Vorstand für die Beschaffenheit und Güte der Arzneimittel der Zweigapotheke verantwortlich bleibt.

Für Krankenhausapotheken, in welchen kein approbierter Apotheker tätig ist[1]), sowie für die ärztlichen Hausapotheken müssen sämtliche Arzneimittel **aus einer Apotheke im Deutschen Reich** entnommen werden[2]).

§ 51. Für **ärztliche Hausapotheken** ist in einem besonderen tageshellen, nur für diesen Zweck zu verwendenden Raume ein verschließbarer Schrank mit Fächern und Schiebekästen aufzustellen, welche die vorschriftsmäßige Absonderung der sehr vorsichtig aufzubewahrenden Mittel ermöglichen; außerdem müssen sich hier befinden: das erforderliche Arbeitsgerät an präzisierten Wagen und Gewichten, Mörsern usw., ein Arbeitstisch mit Schiebekästen, sowie ein Handdampfkocher mit Zinn- und Porzellaninfundierbüchse.

Ebenso müssen das Arzneibuch, die Arzneitaxe, die Bestimmungen über Hausapotheken, das Belagbuch über den Einkauf der Arzneimittel und ein Tagebuch zum Eintragen der Verordnungen nebst deren Taxpreisen, sowie die Genehmigung zum Halten einer Hausapotheke und die Apothekenbetriebsordnung vorhanden sein.

---

[1]) Beschäftigung von nichtapprobierten Apothekergehilfen in Krankenhausapotheken. Min.Erl. vom 25. August 1914. „Nichtapprobierte Apothekergehilfen können in Krankenhausapotheken, die durch einen approbierten Apotheker verwaltet werden, unbedenklich beschäftigt werden. Es ist dagegen nicht angängig, ihnen bei der Zulassung zur pharmazeutischen Prüfung die Zeit einer solchen Beschäftigung auf die gemäß § 17 Abs. 4 Ziffer 1 der Prüfungsordnung für Apotheker vom 18. Mai 1904 nachzuweisende Gehilfenzeit anzurechnen.“

[2]) Arzneibezug der Krankenhausapotheken.
a. Min.Erl. vom 5. September 1911. „Nach § 50 Abs. 2 der Ap.B.O. vom 18. Februar 1902 müssen für Krankenhausapotheken, in denen kein approbierter Apotheker tätig ist, sämtliche Arzneimittel aus einer Apotheke im Deutschen Reich entnommen werden. Ich nehme Veranlassung, diese Vorschrift, die nicht überall Beachtung findet, in Erinnerung zu bringen und Ew. pp. zu ersuchen, auf ihre genaue Befolgung gefälligst hinzuwirken.“

b. Min.-Erl. vom 30. Mai 1910. „Krankenhausapotheken, in denen ein approbierter Apotheker tätig ist, sind für ihren Arzneibezug nicht auf die Vermittelung gewerblicher Apotheken angewiesen (vergl. § 50 Abs. 2 der Ap.B.O. vom 18. Februar 1902).“

Die Genehmigung zur Einrichtung einer **Krankenhaus-apotheke**[1]), sowie zum Halten einer **ärztlichen Hausapotheke**[2])

---

[1]) **Errichtung von Krankenhausapotheken.** Min.Erl. vom 25. Mai 1912. „Gegen die Konzessionierung von Krankenhausapotheken (Dispensieranstalten) sind Bedenken nicht zu erheben, wenn mit Rücksicht auf die Größe der Krankenanstalt oder wegen ihrer erheblichen Entfernung von einer öffentlichen Apotheke ein besonderes Bedürfnis dazu vorliegt. Die Verwaltung einer Krankenhausapotheke soll in der Regel durch einen approbierten Apotheker stattfinden, und Ausnahmen davon sind nur unter den im Erlaß vom 25. September 1906 angegebenen Voraussetzungen zuzulassen. Danach darf die Verwaltung auch Diakonissen oder Mitgliedern einer staatlich anerkannten geistlichen Genossenschaft für Krankenpflege gestattet werden, wenn sie gemäß dem Erlaß vom 2. Juli 1853 vorgebildet und geprüft sind, jedoch nur bei Apotheken an solchen Krankenhäusern, die sich unter der Leitung ihrer Genossenschaften befinden. Für Anstalten, deren Leitung offensichtlich in der Hand von Provinzialbeamten liegt, während barmherzige Schwestern nur mit der Fürsorge für die Kranken betraut sind, gilt die Ausnahme nicht. Die Konzession für eine Krankenhausapotheke beschränkt sich in jedem Falle auf die Arzneiabgabe an die Pfleglinge und das an der Behandlung und Pflege der Kranken beteiligte Anstaltspersonal."

Bereits in einem früheren Min.Erl. vom 5. Mai 1911 war entschieden, „daß die Berechtigung der Dispensieranstalten an einem Krankenhause zur Abgabe von Arzneien sich nur auf die Pfleglinge und das an der Behandlung und Pflege der Kranken unmittelbar beteiligte Anstaltspersonal erstreckt, und daß alle übrigen zur Anstalt gehörigen Personen, wie z. B. Beamte und sonstige Angestellte, mit ihrem Arzneibedarf an die öffentlichen Apotheken zu verweisen sind."

[2]) **Hausapotheken bei den Strafanstalten.** Min.Erl. vom 12. Mai 1903. „Bei den Strafanstalten und größeren Gefängnissen in der Verwaltung des Innern sind Hausapotheken einzurichten, in denen Arzneimittel vorrätig zu halten sind, welche in größerer Menge gebraucht werden und dem Verderben nicht ausgesetzt sind. Die Regierungspräsidenten können, nach Anhörung des Regierungs- und Medizinalrats, bestimmen, welche Arzneimittel hierfür zu beschaffen sind. Derartige Einrichtungen sind als ärztliche Handapotheken anzusehen und zu behandeln. Als solche bedürfen sie keiner Musterung durch die Kreisärzte, es genügt, wenn der Regierungs- und Medizinalrat bei den jährlichen Revisionen der sanitären Einrichtungen der Anstalt diese Handapotheken besichtigt. Die Arzneivorräte sind in geeigneten, festen, deutlich bezeichneten Behältnissen in zweckentsprechenden Schränken übersichtlich geordnet aufzustellen. Ein besonderes Zimmer für diese Schränke ist nicht überall erforderlich, vielmehr kann die Aufstellung im Dienstzimmer des Arztes oder Lazarettaufsehers erfolgen. Starkwirkende Arzneimittel (Tabelle C des D. A.-B. IV) sind stets unter Verschluß des Arztes zu halten und dürfen nur von diesem abgegeben werden.

Die Anfertigung einfacher Lösungen in den Handapotheken zum Gebrauche für die Anstaltsinsassen ist gestattet. Die Arzneizubereitungen

wird von dem Regierungspräsidenten auf Antrag nach Prüfung der Verhältnisse widerruflich erteilt; derselbe stellt nach Anhörung des Regierungs- und Medizinalrats das Verzeichnis der für eine ärztliche Hausapotheke zulässigen Arzneimittel fest. Die Entscheidung über die in einer Krankenhausapotheke vorrätig zu haltenden Arzneimittel ist dem Vorstande des Krankenhauses überlassen.

E. Homöopathische Apotheken und ärztliche homöopathische Hausapotheken.

§ 52. Wenn in Verbindung mit einer Apotheke **homöopathische Mittel** in einem Schrank[1]) vorrätig gehalten werden, so ist derselbe in einem besonderen, gut belichteten Raume aufzustellen[2]).

Handelt es sich nach dem Ermessen des Regierungspräsidenten um eine vollständige **homöopathische Apotheke,** so muß dieselbe in einem nur für diesen Zweck zu verwendenden hellen Raume ordnungsmäßig eingerichtet sein.

Die Urstoffe und Urtinkturen, sowie Verreibungen und Verdünnungen bis einschließlich der dritten Dezimalpotenz müssen nach Maßgabe der Bestimmungen des Arzneibuchs über milde

---

müssen aber in der Regel auf den Namen des einzelnen Kranken aus einer öffentlichen Apotheke verschrieben werden. Für den Bezug der Arzneien und Drogen sowie für den Abschluß von Verträgen bleibt mein, des Ministers des Innern, Erlaß vom 24. Dezember 1899 maßgebend."

[1]) **Aufbewahrung von Gläsern mit homöopathischen Arzneimitteln.** Min.Erl. vom 30. Juni 1900. „Die Aufbewahrung der Gläser in Kästen darf nur in Kästen mit abgeteilten Fächern stattfinden, und zwar jedes Fach nur ein Fläschchen aufnehmen. Die Fläschchen müssen gleichmäßig nach Inhalt und Verdünnung oder Verreibung in Worten und Zahl bezeichnet sein. In gleicher Weise sind Urtinkturen und Urstoffe aufzubewahren. Wenn die Korke außerdem entsprechende Bezeichnung haben, so ist dagegen nichts einzuwenden."

[2]) **Homöopathische Schrankapotheke.** Min.Erl. vom 18. Juli 1906. „Unter einem besonderen Raume, wie ihn § 52 der Ap.B.O. vom 18. Februar 1902 für die Aufstellung eines Schrankes mit homöopathischen Mitteln fordert, ist ein solcher Raum zu verstehen, der in der Betriebsordnung als Bestandteil der Apotheke nicht aufgeführt ist, z. B. das sogenannte Geschäftszimmer. Es ist auch nicht zu beanstanden, wenn in diesem Raume gleichzeitig andere als homöopathische Arzneimittel, diätetische Präparate, Weine usw. in vollständig geschlossenen festen Gefäßen und in geschlossenen Schränken aufbewahrt werden. Selbst gegen die Aufstellung von Reagentien im gleichen Raume sind Einwendungen nicht zu erheben."

und vorsichtig aufzubewahrende Mittel (Tab. C) voneinander getrennt aufgestellt, die Gifte (Tab. B) mit Giftwage und Löffel in einem verschlossen zu haltenden, als solches bezeichneten Giftbehältnis verwahrt werden; auch muß ein mit der Aufschrift „Gift" oder „Tab. B" oder „Venena" bezeichneter Mörser vorhanden sein. Die Bezeichnung der Standgefäße unterliegt den Bestimmungen des Ministerialerlasses vom 22. Juni 1896[1]).

Ein Arbeitstisch, Dispensiergeräte[2]) und ein **homöopathisches Arzneibuch** müssen vorhanden sein.

Die **ärztlichen homöopathischen Hausapotheken** müssen ebenfalls in einem lediglich diesem Zwecke dienenden, gut belichteten Raume aufgestellt sein. Ein homöopathisches Arzneibuch, die Arzneitaxe und die gesetzlichen Bestimmungen über homöopathische Hausapotheken, sowie die ärztliche Approbation und die Genehmigung zum Halten einer homöopathischen Hausapotheke müssen vorhanden sein. Der Arzt hat in seinem Krankentagebuch entsprechende Vermerke über Menge, Inhalt und Taxpreise der abgegebenen Mittel zu machen.

Schlußbestimmungen.

§ 53. Die Befugnisse, welche in diesen Vorschriften dem Regierungspräsidenten zugewiesen sind, werden innerhalb des der Zuständigkeit des Polizeipräsidenten zu Berlin unterstellten Bezirks von dem letzteren ausgeübt.

---

[1]) s. Seite 32.

[2]) **Einrichtung homöopathischer Apotheken. Min.Erl. vom 17. Januar 1914.** „Die Bestimmung im § 52 der Ap.B.O. vom 18. Februar 1902, daß in dem Raum für homöopathische Mittel ein Arbeitstisch, Dispensiergeräte und ein homöopathisches Arzneibuch vorhanden sein müssen, geht von der Annahme aus, daß die homöopathischen Zubereitungen in den Apotheken selbst hergestellt werden. Es empfiehlt sich nicht, von dieser Voraussetzung abzugehen und Apotheker, die nur im Handel bezogene, abgabefertige Zubereitungen vorrätig halten, von der Verpflichtung zur Beschaffung der Dispensiereinrichtung zu befreien. Dadurch würde der Verzicht auf die Selbstdarstellung homöopathischer Arzneien nur in unerwünschter Weise gefördert und die Verantwortlichkeit der Apotheker für die richtige Beschaffenheit der abzugebenden Arzneien abgeschwächt werden. Die Aufrechterhaltung der vorgesehenen Anforderung an die Einrichtung der Abgabestellen ist in jenen Fällen auch notwendig, um dem Apotheker die Möglichkeit jederzeitiger Wiederaufnahme der Selbstbereitung der Arzneien zu erhalten."

§ 54. Die vorstehende Betriebsordnung tritt mit dem 1. März 1902 in Kraft. Mit demselben Tage treten die Vorschriften über Einrichtung und Betrieb der Apotheken, Zweig-(Filial-)Apotheken, Krankenhausapotheken (Dispensieranstalten) und ärztlichen Hausapotheken, sowie die Anweisnng zur amtlichen Besichtigung der Apotheken vom 16. Dezember 1893 außer Kraft.

Berlin, den 18. Februar 1902.

Der Minister der geistlichen, Unterrichts- und Medizinalangelegenheiten.

Studt.

Anlagen.

1. Verordnung, betr. die Abgabe starkwirkender Arzneimittel, sowie die Beschaffenheit und Bezeichnung der Arzneigläser und Standgefäße in den Apotheken.

Min.Erl. vom 22. Juni 1896[1]).

Der Bundesrat hat in der Sitzung vom 13. Mai d. J. (§ 293 der Protokolle) beschlossen, die Vorschriften über die Abgabe starkwirkender Arzneimittel, sowie die Beschaffenheit und Bezeichnung der Arzneigläser und Standgefäße in den Apotheken, veröffentlicht im „Reichs- und Staatsanzeiger" vom 12. Dezember 1891, abzuändern.

Unter Hinweis auf § 367 Ziffer 5 des Reichsstrafgesetzbuches erlasse ich die folgenden Vorschriften zur Nachachtung.

§ 1. Die in dem beiliegenden Verzeichnis aufgeführten Drogen und Präparate, sowie die solche Drogen oder Präparate enthaltenden Zubereitungen[2]) dürfen nur auf schrift-

---

[1]) Einschließlich der durch die Min.Erlasse vom 25. September 1897, 19. April 1898, 24. November 1899, 20. Mai 1901, 10. Januar 1906 und 29. Februar 1908 bedingten Änderungen und Nachträge.

[2]) Auf Grund anderer Verordnungen bestehen für eine Reihe weiterer starkwirkender Arzneimittel ähnliche Abgabebeschränkungen. Es dürfen abgegeben werden:

a. Diphtherieheilserum „nur gegen ärztliches Rezept". Min.Erl. vom 25. Februar 1895.

b. Festes Diphtherieheilserum „an Nichtärzte nur auf schriftliche, mit Datum und Unterschrift versehene Anweisung (Rezept) eines Arztes". Min.Erl. vom 16. August 1898.

c. Impfstoff „nur auf ärztliches Erfordern". Min.Erl. vom 23. Januar 1910 (s. Seite 11).

d. Meningokokkenserum „gegen ärztliches Rezept". Min.Erl. vom 13. November 1915.

e. Tetanusheilserum „nur auf Verordnung eines Arztes oder Tierarztes". Min.Erl. vom 10. Mai 1910.

liche, mit Datum und Unterschrift versehene Anweisung (Rezept) eines Arztes, Zahnarztes oder Tierarztes — in letzterem Falle jedoch nur zum Gebrauch in der Tierheilkunde — als Heilmittel an das Publikum abgegeben werden[1]).

§ 2. Die Bestimmungen im § 1 finden nicht Anwendung auf solche Zubereitungen, welche nach den auf Grund des § 6 Abs. 2 der Gewerbeordnung erlassenen Kaiserlichen Verordnungen auch außerhalb der Apotheken als Heilmittel feilgehalten und verkauft werden dürfen (vgl. § 1 der Kaiserlichen Verordnung vom 27. Januar 1890 und Artikel 1 der Kaiserlichen Verordnung vom 25. November 1895)[2]).

§ 3. Die wiederholte Abgabe von Arzneien zum inneren Gebrauch, welche Drogen oder Präparate der im § 1 bezeichneten Art enthalten, ist unbeschadet der Bestimmungen in §§ 4 und 5 ohne jedesmal erneute ärztliche oder zahnärztliche Anweisung nur gestattet,

1. insoweit die Wiederholung in der ursprünglichen Anweisung für zulässig erklärt und dabei vermerkt ist, wie oft und bis zu welchem Zeitpunkte sie stattfinden darf, oder

2. wenn die Einzelgabe aus der Anweisung ersichtlich ist und deren Gehalt an den bezeichneten Drogen und Präparaten die Gewichtsmenge, welche in dem beiliegenden

---

f. Tuberkulin alt und neu, sowie Tuberkulinverdünnungen „nur gegen schriftliche Anweisung eines approbierten Arztes an diesen selbst oder eine von ihm beauftragte Person". Min.Erl. vom 1. März 1891, bezw. 30. Juni 1897, bezw. (Tuberkulinverdünnungen) 7. April 1902.

[1]) Arzneiverordnung durch Fernsprecher. Min.Erl. vom 7. Februar 1902. „In Übereinstimmung mit den Ausführungen des Berichtes vom . . . halte auch ich es für unerwünscht, daß die Arzneiverordnung durch Fernsprecher weitere Ausbreitung findet, weil dabei Mißverständnisse nicht ausgeschlossen sind. Starkwirkende Arzneimittel dürfen nach § 1 der Vorschriften über die Abgabe solcher Arzneimittel vom 22. Juni 1896 ohne Vorlegung einer schriftlichen, mit Datum und Unterschrift versehenen Anweisung eines Arztes nicht abgegeben werden. Nur wenn Lebensgefahr durch Verordnung mittels Fernsprechers abgewandt werden kann, ist der Gebrauch des Fernsprechers als zulässig zu erachten. In solchen Fällen hat aber zur Vermeidung von Irrtümern die Ablieferung der starkwirkende Mittel enthaltenden Arznei nur gegen Aushändigung der schriftlichen ärztlichen Anweisung zu erfolgen. Es steht im übrigen dem Apotheker frei, durch Fernsprecher übermittelte Verordnungen von Arzneien, welche dem freien Verkehr überlassen sind, auf eigene Verantwortung abzugeben."

[2]) Jetzt Kaiserliche Verordnungen vom 22. Oktober 1901 und 31. März 1911.

Verzeichnis für die betreffenden Mittel angegeben ist, nicht übersteigt.

§ 4. Die wiederholte Abgabe von Arzneien zum inneren Gebrauch, welche Chloralhydrat, Chloralformamid, Morphin, Heroin, Cocaïn oder deren Salze, Aethylenpräparate, Amylenhydrat, Paraldehyd, Sulfonal, Trional, Urethan oder Veronal enthalten, darf nur auf jedesmal erneute, schriftliche, mit Datum und Unterschrift versehene Anweisung eines Arztes oder Zahnarztes erfolgen.

Jedoch ist die wiederholte Abgabe von Morphin, Heroin oder deren Salzen zum inneren Gebrauch ohne erneute ärztliche Anweisung gestattet, wenn diese Mittel nicht in einfachen Lösungen oder einfachen Verreibungen, sondern als Zusatz zu anderen arzneilichen Zubereitungen verschrieben sind[1]) und der Gesamtgehalt der Arznei an Morphin oder dessen Salzen 0,03 g,

---

[1]) Einfache Lösungen und einfache Verreibungen. Bek. des Präsidenten des Kaiserlichen Gesundheitsamtes vom 28. Juli 1896. „Die im § 4 der Bundesratsvorschriften, betreffend die Abgabe starkwirkender Arzneimittel usw. (Beschluß vom 13. Mai 1896), vorgesehene Erleichterung hinsichtlich der Abgabe von Morphin oder dessen Salzen zum inneren Gebrauche beruht auf der Erwägung, daß Morphin und Salze desselben nicht selten (z. B. bei Bronchialkatarrhen) anderen Arzneimitteln lediglich in der Absicht zugesetzt werden, um neben der sonstigen Wirkung der Arznei auch noch die beruhigenden und schmerzlindernden Wirkungen des Morphins dem Patienten zu verschaffen. Es handelt sich dabei stets nur um geringfügige Mengen, welche in dieser Zusammensetzung die Gefahr des Morphiummißbrauchs durch zu häufige Wiederholung der Arznei ohne Vorwissen des Arztes nicht bieten. Anders steht es mit den einfachen Lösungen und den einfachen Verreibungen des Morphins. Hier sind die hinzugesetzten Stoffe nur die Träger des Morphins bezw. seiner Salze und sollen namentlich die zuverlässige Dosierung des bereits in wenigen Zentigrammen starkwirkenden Medikaments erleichtern. Eine wesentliche arzneiliche Wirkung kommt dem Zusatze im Verhältnis zu dem Morphin nicht zu. Meist werden Stoffe wie Wasser, Weingeist, Zucker, Milchzucker, Gummi arabicum, Stärkemehl verwendet, es kommt aber auch vor, daß der Zusatz an sich bereits aus verschiedenen Stoffen zusammengesetzt ist, z. B. Brausepulver, ohne daß dadurch die ausschlaggebende Bedeutung des Morphins als wesentlicher Bestandteil der Arznei vermindert wird.

Hieraus ergibt sich, daß im Sinne des § 4 a. a. O. als einfache Lösungen oder Verreibungen nicht ausschließlich derartige Zubereitungen des Morphins mit anderen einfachen Stoffen, vielmehr solche Zubereitungen aufzufassen sind, bei denen die Zusätze im wesentlichen nur die Lösungs- und Verreibungsmittel für das Morphin bilden. In zweifelhaften Fällen wird dem Apotheker zu empfehlen sein, eine erneute ärztliche Anordnung zu verlangen.“

an Heroin oder dessen Salzen 0,015 g nicht übersteigt. Auf Arzneien, welche zu Einspritzungen unter die Haut bestimmt sind, findet dies keine Anwendung.

§ 5. Die wiederholte Abgabe von Arzneien in den Fällen der §§ 3 und 4 Abs. 2 ist nicht gestattet, wenn sie von dem Arzte oder Zahnarzte durch einen auf der Anweisung beigesetzten Vermerk untersagt worden ist.

§ 6. Die wiederholte Abgabe von Arzneien auf Anweisungen der Tierärzte zum Gebrauch in der Tierheilkunde ist den Beschränkungen der §§ 3—5 nicht unterworfen.

§ 7. Homöopathische Zubereitungen in Verdünnungen oder Verreibungen, welche über die dritte Dezimalpotenz hinausgehen, unterliegen den Vorschriften der §§ 1—5 nicht.

Die Abgabe der im § 1 bezeichneten Arzneimittel hat auch auf Anweisungen der vor dem Geltungsbeginn der Gewerbeordnung approbierten Zahnärzte und der Wundärzte zu erfolgen und finden auf solche Anweisungen die Bestimmungen der §§ 1—5 ebenfalls Anwendung.

§ 8. Die Vorschriften über den Handel mit Giften[1]) werden durch die Bestimmungen der §§ 1—7 nicht berührt.

§ 9. Die von einem Arzte, Zahnarzte oder Wundarzte zum inneren Gebrauch verordneten flüssigen Arzneien dürfen nur in runden Gläsern mit Zetteln von weißer Grundfarbe, die zum äußeren Gebrauch verordneten flüssigen Arzneien dagegen nur in sechseckigen Gläsern, an welchen drei nebeneinander liegende Flächen glatt und die übrigen mit Längsrippen versehen sind, mit Zetteln von roter Grundfarbe abgegeben werden[2]).

Flüssige Arzneien, welche durch die Einwirkung des Lichtes verändert werden, sind in gelbbraun gefärbten Gläsern abzugeben.

§ 10. Die Standgefäße sind, sofern sie nicht starkwirkende Mittel enthalten, mit schwarzer Schrift auf weißem Grunde, sofern sie Mittel enthalten, welche in Tabelle B des Arzneibuches für das Deutsche Reich aufgeführt sind, mit weißer Schrift auf schwarzem Grunde, sofern sie Mittel enthalten, welche in Tabelle C ebenda aufgeführt sind, mit roter Schrift auf weißem Grunde zu bezeichnen.

---

[1]) s. Seite 46.

[2]) **Signaturen auf Schachteln.** Min.Erl. vom 8. Mai 1899. „Entsprechend dem § 9 des Runderlasses vom 22. Juni 1896, betreffend die Abgabe starkwirkender Arzneimittel usw., bestimme ich ferner, daß auch Schachteln, welche äußerlich anzuwendende Mittel enthalten, mit einer Signatur von roter Grundfarbe zu versehen sind."

Standgefäße für Mineralsäuren, Laugen, Brom und Jod dürfen mittels Radier- oder Ätzverfahrens hergestellte Aufschriften auf weißem Grunde haben.

§ 11. Arzneien, welche zu Augenwässern, Einatmungen, Einspritzungen unter die Haut, Klistieren oder Suppositorien dienen sollen, werden hinsichtlich der Zulässigkeit der wiederholten Abgabe (§§ 3 und 4) den Arzneien für den inneren Gebrauch, hinsichtlich der Beschaffenheit und Bezeichnung der Abgabegefäße (§ 9) den Arzneien für den äußeren Gebrauch gleichgestellt.

§ 12. Alle diesen Vorschriften entgegenstehenden älteren Bestimmungen, insbesondere die Verfügung vom 4. Dezember 1891 werden aufgehoben.

§ 13. Die vorstehenden Bestimmungen treten am 1. Oktober 1896 in Kraft.

Verzeichnis.

Acetanilidum 0,5.
Acetum Digitalis 2,0.
Acidum carbolicum 0,1, ausgenommen zum äußeren Gebrauch.
— hydrocyanicum et ejus salia 0,001.
— osmicum et ejus salia 0,001.
Aconitinum, Aconitini derivata et eorum salia 0,001.
Aether bromatus 0,5.
Aethyleni praeparata 0,5, ausgenommen zum äußeren Gebrauch in Mischungen mit Öl oder Weingeist, welche nicht mehr als 50 Gewichtsteile des Aethylenpräparates in 100 Gewichtsteilen Mischung enthalten.
Aethylidenum bichloratum 0,5.
Agaricinum 0,1.
Amylenum hydratum 4,0.
Amylium nitrosum 0,005.
Antipyrinum 1,0.
Apomorphinum et ejus salia 0,02.

Aqua Amygdalarum amararum 2,0.
— Laurocerasi 2,0.
Argentum nitricum 0,03, ausgenommen zum äußeren Gebrauch.
Arsenium et ejus präparata 0,005 (Liquor Kalii arsenicosi 0,5).
Atropinum et ejus salia 0,001.
Auro-Natrium chlorat. 0,05.
Bromoformium 0,3.
Brucinum et ejus salia 0,01.
Butyl-chloralum hydratum 1,0.
Cannabinonum 0,1.
Cannabinum tannicum 0,1.
Cantharides 0,05, ausgenommen zum äußeren Gebrauch.
Cantharidinum 0,001.
Chloralum formamidatum 4,0.
— hydratum 3,0.
Chloroformium 0,5, ausgenommen zum äußeren Gebrauch in Mischungen mit Öl oder Weingeist, welche nicht mehr als 50 Gewichtsteile Chloro-

form in 100 Gewichtsteilen Mischung enthalten.

Cocaïnum et ejus salia 0,05.

Codeïnum et ejus salia omniaque alia alcaloïdea Opii hoc loco non nominata eorumque salia 0,1.

Coffeïnum et ejus salia 0,5, ausgenommen in Zeltchen, welche nicht mehr als je 0,1 g Coffeïn enthalten.

Colchicinum 0,001.

Coniinum et ejus salia 0,001.

Cuprum salicylicum 0,1, ausgenommen zum äußeren Gebrauch.

— sulfocarbolicum 0,1, ausgenommen zum äußeren Gebrauch.

— sulfuricum 1,0, ausgenommen zum äußeren Gebrauch.

Curare et ejus praeparata 0,001.

Daturinum 0,001.

Digitalinum, Digitalini derivata et eorum salia 0,001.

Emetinum et ejus salia 0,005.

Extractum Aconiti 0,02.

— Belladonnae 0,05, ausgenommen in Pflastern und Salben.

— Calabar Seminis 0,02.

— Cannabis Indicae 0,1, ausgenommen zum äußeren Gebrauch.

— Colocynthidis 0,05.

— — compositum 0,1.

— Conii 0,2, ausgenommen in Salben.

— Digitalis 0,2, ausgenommen in Salben.

— Filicis 10,0.

— Hydrastis 0,5.

— — fluidum 1,5.

Extractum Hyoscyami 0,2, ausgenommen in Salben.

— Ipecacuanhae 0,3.

— Lactucae virosae 0,5.

— Opii 0,15, ausgenommen in Salben.

— Pulsatillae 0,2.

— Sabinae 0,2, ausgenommen in Salben.

— Scillae 0,2.

— Secalis cornuti 0,2.

— Secalis cornuti fluidum 1,0.

— Stramonii 0,1.

— Strychni 0,05.

Folia Belladonnae 0,2, ausgenommen in Pflastern und Salben und als Zusatz zu erweichenden Kräutern.

— Digitalis 0,2.

— Stramonii 0,2, ausgenommen zum Rauchen und Räuchern.

Fructus Colocynthidis 0,5.

— — praeparati 0,5.

— Papaveris immaturi 3,0.

Gutti 0,5.

Herba Conii 0,5, ausgenommen in Pflastern und Salben und als Zusatz zu erweichenden Kräutern.

— Hoyscyami 0,5, ausgenommen in Pflastern und Salben und als Zusatz zu erweichenden Kräutern.

Heroinum et ejus salia 0,015.

Homatropinum et ejus salia 0,001.

Hydrargyri praeparata postea non nominata 0,1, ausgenommen als graue Quecksilbersalbe mit einem Gehalt von nicht mehr als 10 Gewichtsteilen Quecksilber in 100 Gewichtsteilen Salbe, sowie Quecksilberpflaster.

Hydrargyrum bichlorat. 0,02.
— bijodatum 0,02.
— chloratum 1,0.
— cyanatum 0,02.
— jodatum 0,05.
— nitricum (oxydulatum) 0,02.
— oxydatum 0,02, ausgenommen als rote Quecksilbersalbe mit einem Gehalt von nicht mehr als 5 Gewichtsteilen Quecksilberoxyd in 100 Gewichtsteilen Salbe.
— praecipitatum album 0,5, ausgenommen als weiße Quecksilbersalbe mit einem Gehalt von nicht mehr als 5 Gewichtsteilen Präzipitat in 100 Gewichtsteilen Salbe.

Hyoscinum (Duboisinum) et ejus salia 0,0005.

Hyoscyaminum (Duboisinum) et ejus salia 0,0005.

Jodum 0,02.

Kalium dichromicum 0,01.

Kreosotum 0,2, ausgenommen zum äußeren Gebrauch in Lösungen, welche nicht mehr als 50 Gewichtsteile Kreosot in 100 Gewichtsteilen Lösung enthalten.

Lactucarium 0,3.

Liquor Kalii arsenicosi 0,5.

Migraeninum 1,1[1]).

Morphinum et ejus salia 0,03.

Natrium salicylicum 2,0.

Nicotinum et ejus salia 0,001, ausgenommen in Zubereitungen zum äußeren Gebrauch bei Tieren.

Nitroglycerinum 0,001.

Oleum Amygdalarum aethereum 0,2, sofern es nicht von Cyanverbindungen befreit ist.
— Crotonis 0,05.
— Sabinae 0,1.

Opium 0,15, ausgenommen in Pflastern und Salben.

Paraldehydum 5,0.

Phenacetinum 1,0.

Phosphorus 0,001.

Physostigminum et ejus salia 0,001.

Picrotoxinum 0,001.

Pilocarpinum et ejus salia 0,02.

Plumbum jodatum 0,2.

Pulvis Ipecacuanhae opiatus 1,5.

Radix Ipecacuanhae 1,0.

Resina Jalapae 0,3, ausgenommen in Jalapenpillen, welche nach Vorschrift des Arzneibuches für das Deutsche Reich angefertigt sind.
— Scammoniae 0,3.

---

[1]) **Antipyreticum compositum.** Min.Erl. vom 6. Juni 1908. „Es sind in Apothekerkreisen Zweifel darüber entstanden, ob das in seiner Zusammensetzung dem Migränin entsprechende Präparat der Firma J. D. Riedel in Berlin „Antipyreticum compositum" dem Rezeptzwang unterliege oder in den Apotheken im Handverkauf abgegeben werden dürfe. Das Präparat ist eine Zubereitung, die starkwirkende Stoffe im Sinne der Bekanntmachung vom 22. Juni 1896 enthält und deshalb ebenso wie andere Antipyrin und Coffein enthaltende starkwirkende Arzneimittel nur auf schriftliche Anweisung eines Arztes usw. als Heilmittel abgegeben werden darf."

Rhizoma Filicis 20,0.
— Veratri 0,3, ausgenommen zum äußeren Gebrauch für Tiere.
Santonium 0,1, ausgenommen in Zeltchen, welche nicht mehr als je 0,05 g Santonin enthalten.
Scopolaminum hydrobromicum 0,0005.
Secale cornutum 1,0.
Semen Colchici 0,3.
— Strychni 0,1.
Strychninum et ejus salia 0,01.
Sulfonalum 2,0.
Sulfur jodatum 0,1.
Summitates Sabinae 1,0.
Tartarus stibiatus 0,2.
Thallinum et ejus salina 0,5.
Theobrominum natriosalicylicum 1,0.
Thyreoideae praeparata.
Tinctura Aconiti 0,5.
— Belladonnae 1,0.
— Cannabis Indicae 2,0.
— Cantharidum 0,5.
— Colchici 2,0.
— Colocynthidis 1,0.
— Digitalis 1,5.
— — aetherea 1,0.
— Gelsemii 1,0.
— Ipecacuanhae 1,0.
— Jalapae resinae 3,0.
— Jodi 0,2, ausgenommen zum äußeren Gebrauch.
— Lobeliae 1,0.
— Opii crocata 1,5, ausgenommen in Lösungen, die in 100 Gewichtsteilen nicht mehr als 10 Gewichtsteile safranhaltige Opiumtinktur enthalten.

Tinctura Opii simplex 1,5, ausgenommen in Lösungen, die in 100 Gewichtsteilen nicht mehr als 10 Gewichtsteile einfache Opiumtinktur enthalten.
— Scillae 2,0.
— — kalina 2,0.
— Secalis cornuti 1,5.
— Stramonii 1,0.
— Strophanti 0,5.
— Strychni 1,0.
— — aetherea 0,5.
— Veratri 3,0, ausgenommen zum äußeren Gebrauch.
Trionalum 1,0.
Tubera Aconiti 0,1.
— Jalapae 1,0, ausgenommen in Jalapenpillen, welche nach Vorschrift des Arzneibuches für das Deutsche Reich angefertigt sind.
Urethanum 3,0.
Veratrinum et ejus salia 0,005.
Veronalum (Urea diaethyl-malonylica, Acidum diaethyl-barbituricum) 0,5.
Vinum Colchici 2,0.
— Ipecacuanhae 5,0.
— stibiatum 2,0.
Zincum aceticum 1,2.
— chloratum 0,002.
— lacticum omniaque Zinci salia hoc loco non nominata, quae sunt in aqua solubilia 0,05.
— sulfocarbolic. 0,05.
— sulfuricum 1,0, ausgenommen bei Verwendung der vorgenannten und der übrigen in Wasser löslichen Zinksalze zum äußeren Gebrauch.

2. Vorschriften über den Verkehr mit Geheimmitteln und ähnlichen Arzneimitteln.

Bundesratsbeschlüsse vom 23. Mai 1903 und 27. Juni 1907[1]).

§ 1. Auf den Verkehr mit denjenigen Geheimmitteln und ähnlichen Arzneimitteln, welche in den Anlagen A und B aufgeführt sind, finden die nachstehenden Vorschriften Anwendung; die Ergänzung der Anlagen bleibt vorbehalten.

Die Anwendung der nachstehenden Vorschriften auf diese Mittel wird dadurch nicht ausgeschlossen, daß deren Bezeichnung bei im wesentlichen gleicher Zusammensetzung geändert wird.

§ 2. Die Gefäße und die äußeren Umhüllungen, in denen diese Mittel abgegeben werden, müssen mit einer Inschrift versehen sein, welche den Namen des Mittels und den Namen oder die Firma des Verfertigers deutlich ersehen läßt. Außerdem muß die Inschrift auf den Gefäßen oder den äußeren Umhüllungen den Namen oder die Firma des Geschäfts, in welchem das Mittel verabfolgt wird, und die Höhe des Abgabepreises enthalten; diese Bestimmung findet auf den Großhandel keine Anwendung.

Es ist verboten, auf den Gefäßen oder äußeren Umhüllungen in denen ein solches Mittel abgegeben wird, Anpreisungen, insbesondere Empfehlungen, Bestätigungen von Heilerfolgen, gutachtliche Äußerungen oder Danksagungen, in denen dem Mittel eine Heilwirkung oder Schutzwirkung zugeschrieben wird, anzubringen oder solche Anpreisungen, sei es bei der Abgabe des Mittels, sei es auf sonstige Weise, zu verabfolgen.

§ 3. Der Apotheker ist verpflichtet, sich Gewißheit darüber zu verschaffen, inwieweit auf diese Mittel die Vorschriften über die Abgabe starkwirkender Arzneimittel[2]) Anwendung finden.

Die in der Anlage B aufgeführten Mittel, sowie diejenigen in der Anlage A aufgeführten Mittel, über deren Zusammensetzung der Apotheker sich nicht soweit vergewissern kann, daß er die Zulässigkeit der Abgabe im Handverkaufe zu beurteilen vermag, dürfen nur auf schriftliche, mit Datum und Unterschrift

---

[1]) Die Vorschriften sind in Preußen durch drei Min.Erlasse vom 8. Juli 1903, 27. August 1907 und 11. September 1907, die den Inhalt der §§ 1—3 wiedergeben, sowie eine Reihe Provinzial-Polizeiverordnungen, welche teils die ganzen Bestimmungen teils nur das Ankündigungsverbot des § 4 enthalten, in vollem Umfange in Kraft gesetzt.

[2]) s. Seite 32.

versehene Anweisung eines Arztes, Zahnarztes oder Tierarztes, im letzteren Falle jedoch nur beim Gebrauche für Tiere, verabfolgt werden. Die wiederholte Abgabe ist nur auf jedesmal erneute derartige Anweisung gestattet.

Bei Mitteln, welche nur auf ärztliche Anweisung verabfolgt werden dürfen, muß auf den Abgabegefäßen oder den äußeren Umhüllungen die Inschrift „Nur auf ärztliche Anweisung abzugeben" angebracht sein.

§ 4. Die öffentliche Ankündigung oder Anpreisung der in den Anlagen A und B aufgeführten Mittel ist verboten.

Der öffentlichen Ankündigung oder Anpreisung der Mittel steht es gleich, wenn in öffentlichen Ankündigungen auf Druckschriften oder sonstige Mitteilungen verwiesen wird, welche eine Anpreisung der Mittel enthalten.

Anlage A.

1. Adlerfluid.
2. Amarol (auch als Ingestol).
3. Amasira Lochers (auch als Pflanzenpulvermischung gegen Dysmenorrhöe).
4. American coughing cure Lutzes.
5. Antiarthrin u. Antiarthrinpräparate (auch als Sells Antiarthrin).
6. Anticelta-Tabletten (auch als Anticelta-Tablets oder Fettreduzierungs-Tabletten der Anticelta-Association).
7. Antidiabeticum Bauers.
8. Antiépileptique Uten.
9. Antigichtwein Duflots (auch als Antigichtwein Oswald Niers oder Vin Duflot).
10. Antihydropsin Bödikers (auch als Wassersuchtelixir oder Hydrops-Essenz Bödikers).
11. Antimellin (auch als Essentia Antimellini composita).
12. Antineurasthin (auch als Nervennahrung Hartmanns).
13. Antipositin Wagners (auch als Mittel des Dr. Wagner & Marlier gegen Korpulenz).
14. Antirheumaticum Saids (auch als Antirheumaticum nach Dr. Said oder Antirheumaticum Lücks).
15. Antitussin.
16. Asthmamittel Hairs (auch als Astma cure Hairs).
17. Asthmapulver Schiffmanns (auch als Asthmador).
18. Asthmapulver Zematone, auch in Form der Asthmazigaretten Zematone (auch als antiasthmatische Pulver und Zigaretten des Apothekers Escouflaire).
19. Augenwasser Whites (auch als Dr. Whites Augenwasser von Ehrhardt).
20. Ausschlagsalbe Schützes (auch als Universalheilsalbe

oder Universalheil- und Ausschlagsalbe Schützes).

21. Balsam Bilfingers.
22. Balsam Lamperts (auch als Gichtbalsam Lamperts oder Lampert-Stepf-Balsam).
23. Balsam Pagliano (auch als Tripperbalsam Pagliano).
24. Balsam Sprangers (auch als Sprangerscher).
25. Balsam Thierrys (auch als allein echter Balsam Thierrys, englischer Wunderbalsam oder englischer Balsam Thierrys).
26. Beinschäden Indian Bohnerts.
27. Blutreinigungspulver Hohls.
28. Blutreinigungspulver Schützes.
29. Blutreinigungstee Wilhelms (auch als antiarthritischer und antirheumatischer Blutreinigungstee Wilhelms).
30. Bräune-Einreibung Lamperts (auch als Universal-Bräune-Einreibung und Diphtheritistinktur).
31. Bruchbalsam Tanzers.
32. Bruchsalbe des pharmazeutischen Bureaus Valkenberg (Valkenburg) in Holland (auch als Pastor Schmits Bruchsalbe).
33. Corpulin (auch als Corpulin-Entfettungspralinees oder Pralinés de Carlsbad).
34. Djoeat Bauers.
35. Elixir Godineau.
36. Embrocation Ellimans (auch als Universalembrocation oder Ellimans Universaleinreibemittel für Men-

schen), ausgenommen Embrocation usw. for horses.

37. Entfettungstee Grundmanns.
38. Epilepsieheilmittel Quantes (auch als Spezifikum oder Gesundheitsmittel Quantes).
39. Epilepsiepulver Cassarinis (auch als Polveri antiepilettiche Cassarinis).
40. Epilepsiepulver der Schwanenapotheke Frankfurt a. M. (auch als antiepileptische Pulver oder Pulver Weils gegen Epilepsie).
41. Eukalyptusmittel Heß' (Eukalyptol und Eukalyptusöl Heß').
42. Ferrolin Lochers.
43. Ferromanganin.
44. Fulgural (auch als Blutreinigungsmittel Steiners und Schulzes).
45. Gebirgstee, Harzer, Lauers.
46. Gehöröl Schmidts (auch als verbessertes oder neu verbessert. Gehöröl Schmidts).
47. Gesundheitskräuterhonig. Lücks.
48. Glandulen.
49. Gloria tonic Smiths.
50. Glycosolvol Linders (auch als Antidiabeticum Linders).
51. Haematon Haitzemas.
52. Heilsalbe Sprangers (auch Sprangersche, oder Zug- und Heilsalbe Sprangers oder Sprangersche).
53. Heiltränke Jakobis (auch als Heilfrankessenz, insbesondere Königstrank Jakobis).
54. Homeriana (auch als Brusttee Homeriana oder russi-

scher Knöterich Polygonum aviculare Homeriana).

55. Hustentropfen Lausers.
56. Injection Brou (auch als Brousche Einspritzung).
57. Injection au matico (auch als Einspritzung mit Matiko).
58. Johannistee Brockhaus' (auch als Galeopsis ochroleuca vulcania der Firma Brockhaus).
59. Kalosin Lochers.
60. Kava Lahrs (auch als Kavakapseln Lahrs, Santalol Lahrs mit Kavaharz oder Kavaharz Lahrs mit Santalol).
61. Knöterichtee, russischer, Weidemanns (auch als russischer Knöterich- oder Brusttee Weidemanns).
62. Kongopillen Richters (auch als Magenpillen Richters).
63. Kräutergeist Schneiders (auch als wohlriechender Kräutergeist oder Luisafluid Schneiders).
64. Kräuterpillen Burkharts.
65. Kräutertee Lücks.
66. Kräuterwein Ullrichs (auch als Hubert Ullrichscher Kräuterwein).
67. Kronessenz, Altonaer (auch als Kronessenz oder Menadiesche oder Altonaische Wunder-Kronessenz).
68. Kropf-Kur Haigs (auch als Goitre-cure oder Kropfmedizin Haigs).
69. Kurmittel Meyers gegen Zuckerkrankheit.
70. Lebensessenz Fernests (auch als Fernestsche Lebensessenz).
71. Loxapillen Richters.
72. Magenpillen Tachts.
73. Magentropfen Bradys (auch als Mariazeller Magentropfen Bradys).
74. Magentropfen Sprangers (auch als Sprangersche).
75. Magolan (auch als Antidiabetikum Braemers).
76. Mother Seigels pills (auch als Mutter Seigels Abführungspillen oder operating pills).
77. Mother Seigels syrup (auch als Mutter Seigels curative syrup for dyspepsia, Extract of American roots oder Mutter Seigels heilender Sirup).
78. Nektar Engels (auch als Hubert Ullrichsches Kräuterpräparat Nektar).
79. Nervenfluid Dressels.
80. Nervenkraftelixir Liebers.
81. Nervenstärker Pastor Königs (auch als Pastor Königs Nerve Tonic).
82. Nervol Rays.
83. Orffin (Baumann Orffsches Kräuternährpulver).
84. Pain-Expeller.
85. Pektoral Bocks (auch als Hustenstiller Bocks).
86. Pillen Beechams (auch als Patent pills Beechams).
87. Pillen, indische (auch als Antidysentericum).
88. Pillen Rays (auch als Darm- und Leberpillen Rays).
89. Pilules du Docteur Laville (auch als Pillen Lavilles).
90. Polypec (auch als Naturkräutertee Weidemanns).

91. Reduktionspillen, Marienbader, Schindler-Barnaysche (auch als Marienbader Reduktionspillen für Fettleibige).
92. Regenerator Liebauts (auch als Regenerator nach Liebaut).
93. Saccharosalvol.
94. Safe remedies Warners (Safecure, Safe diabetic, Safe nervine, Safe pills).
95. Sanjana-Präparate (auch als Sanjana-Spezifika).
96. Santal Grötzners.
97. Sarsaparillian Ayers (auch als Ayers zusammengesetzter und gemischter Sarsaparillextrakt).
98. Sarsaparillian Richters (auch als Extractum Sarsaparillae compositum Richter).
99. Sauerstoffpräparate der Sauerstoffheilanstalt Vitafer.
100. Schlagwasser Weißmanns.
101. Schweizerpillen Brandts.
102. Sirup Pagliano (auch als Sirup Pagliano Blutreinigungsmittel, Blutreinigungs- u. Bluterfrischungssirup Pagliano des Prof. Girolamo Pagliano oder Sirup Pagliano von Prof. Ernesto Pagliano).
103. Spermatol (auch als Stärkungselixir Gordons).
104. Spezialtee Lücks (auch als Spezialkräutertee Lücks).
105. Sterntee Weidhaas' (auch als Sterntee des Kurinstituts „Spiro Spero").
106. Stomakal Richters (auch als Tinctura stomachica Richter).
107. Stroopal (auch als Heilmittel Stroops gegen Krebs-, Magen- und Leberleiden oder Stroops Pulver).
108. Tabletten Hoffmanns.
109. Tarolin-Kapseln.
110. Trunksuchtsmittel des Alkolin-Instituts.
111. Trunksuchtsmittel Burghardts (auch als Diskohol).
112. Trunksuchtsmittel August Ernst (auch als Trunksuchtspulver, echtes, deutsches).
113. Trunksuchtsmittel Theodor Heintzs.
114. Trunksuchtsmittel Konetzkys (auch als Kephalginpulver oder Trunksuchtsmittel der Privatanstalt Villa Christina).
115. Trunksuchtsmittel der Gesellschaft Sanitas.
116. Trunksuchtsmittel Josef Schneiders (auch als Antebeten).
117. Trunksuchtsmittel Wessels.
118. Tuberkeltod (auch als Eiweiß-Kräuterkognak-Emulsion Stickes).
119. Universal-Magenpulver Barellas.
120. Vin Mariani (auch als Marianiwein).
121. Vulneralcreme (auch als Wundcreme Vulneral).
122. Wundensalbe, konzessionierte, Dicks (auch als Zittauer Pflaster).
123. Zambakapseln Lahrs.

Anlage B.

1. Antineoon Lochers.
2. Asthmamittel Tuckers (auch als Asthma-Heilmethode [Spezific] Tuckers).
3. Augenheilbalsam, vegetabilischer, Reichels (auch als Ophthalmin Reichels).
4. Bandwurmmittel Friedrich Horns.
5. Bandwurmmittel Theodor Horns.
6. Bandwurmmittel Konetzkys (auch als Konetzkys Helminthenextrakt).
7. Bandwurmmittel Schneiders (auch als Granatkapseln Schneiders).
8. Bandwurmmittel Violanis.
9. Bromidia Battle & Comp.
10. Cathartic pills Ayers (auch als Reinigungspillen oder abführende Pillen Ayers).
11. Cozapulver (auch als E'Coza oder Trunksuchtsmittel des Coza-Instituts oder Institut d'E-Coza).
12. Diphtheritismittel Noortwycks (auch als Noortwycks antiseptisches Mittel gegen Diphtherie).
13. Gesundheitshersteller, natürlicher, Winters (auch als Natur health restorer Winters)[1].
14. Gicht- und Rheumatismuslikör, amerikanischer, Latons (auch als Remedy Latons).
15. Gout and rheumatic pills Blairs.
16. Heilmittel des Grafen Mattei (auch als Graf Cesare Matteische elektrohomöopathische Heilmittel).
17. Heilmittel Kidds (auch als Heilmittel der Davis Medical Co.).
18. Kolkodin Heuschkels (auch als Mittel Heuschkels gegen Pferdekolik).
19. Krebspulver Frischmuths (auch als Mittel Frischmuths gegen Krebsleiden).
20. Liqueur du Docteur Laville (auch als Likör des Dr. Laville).
21. Lymphol Rices (auch als Bruchheilmittel Rices).
22. Noordyl (auch als Noordyltropfen Nootwycks).

---

[1] **Nalther-Tabletten.** Nach einem Min.Erl. vom 1. November 1911 wird der „Natürliche Gesundheitshersteller" auch unter der Bezeichnung „Nalther-Tabletten" vertrieben. „Der Vertrieb des Präparats unterliegt auch unter der neuen Bezeichnung den Bestimmungen der Kaiserlichen Verordnung, betreffend den Verkehr mit Arzneimitteln, vom 22. Oktober 1901, sowie den Vorschriften über den Verkehr mit Geheimmitteln und ähnlichen Arzneimitteln, da nach den Angaben der Firma auf Anpreisungen die Zusammensetzung der Tabletten keine Änderung erfahren hat."

23. Oculin Carl Reichels (auch als Augensalbe Oculin).
24. Pillen Morisons.
25. Pillen Redlingers (auch als Redlingersche Pillen).
26. Pink-Pillen Williams (auch als Pilules Pink pour personnes pâles du Dr. Williams).
27. Reinigungskuren Konetzkys (auch als Reinigungskuren der Kuranstalt Neuallschwill [Schweiz]).
28. Remedy Alberts (auch als Rheumatismus- und Gichtheilanstalt Alberts).
29. Sternmittel, Genfer, Sauters (auch als elektrohomöopathische Sternmittel von Sauter in Genf oder Neue elektro-homöopathische Sternmittel usw.).
30. Vixol (auch als Asthmamittel des Vixol Syndicate).

---

3. Polizeiverordnung über den Handel mit Giften.

Min.Erl. vom 22. Februar 1906.

Auf Grund des § 136 Abs. 3 des Gesetzes über die allgemeine Landesverwaltung vom 30. Juni 1883 wird unter Bezugnahme auf die Beschlüsse des Bundesrats vom 29. November 1894, 17. Mai 1901 und 1. Februar 1906 die nachstehende Polizeiverordnung erlassen:

§ 1. Der gewerbsmäßige Handel mit Giften unterliegt den Bestimmungen der §§ 2—18.

Als Gifte im Sinne dieser Bestimmungen gelten die in Anlage I aufgeführten Drogen, chemischen Präparate und Zubereitungen.

Aufbewahrung der Gifte.

§ 2. Vorräte von Giften müssen übersichtlich geordnet, von anderen Waren getrennt, und dürfen weder über noch unmittelbar neben Nahrungs- oder Genußmitteln aufbewahrt werden.

§ 3. Vorräte von Giften, mit Ausnahme der auf abgeschlossenen Giftböden verwahrten giftigen Pflanzen und Pflanzenteile (Wurzeln, Kräuter usw.), müssen sich in dichten, festen Gefäßen befinden, welche mit festen gut schließenden Deckeln oder Stöpseln versehen sind.

In Schiebladen dürfen Farben, sowie die übrigen in den Abteilungen 2 und 3 der Anlage I aufgeführten festen, an der Luft nicht zerfließenden oder verdunstenden Stoffe aufbewahrt werden, sofern die Schiebladen mit Deckeln versehen, von festen Füllungen umgeben und so beschaffen sind, daß ein Verschütten oder Verstäuben des Inhalts ausgeschlossen ist.

Außerhalb der Vorratsgefäße darf Gift, unbeschadet der Ausnahmebestimmung im Absatz 1, sich nicht befinden.

§ 4. Die Vorratsgefäße müssen mit der Aufschrift „Gift", sowie mit der Angabe des Inhalts unter Anwendung der in der Anlage I enthaltenen Namen, außer denen nur noch die Anbringung der ortsüblichen Namen in kleinerer Schrift gestattet ist, und zwar, bei Giften der Abteilung 1 in weißer Schrift auf schwarzem Grunde, bei Giften der Abteilungen 2 und 3 in roter Schrift auf weißem Grunde, deutlich und dauerhaft bezeichnet sein. Vorratsgefäße für Mineralsäuren, Laugen, Brom und Jod dürfen mittels Radier- oder Ätzverfahrens hergestellte Aufschriften auf weißem Grunde haben.

Diese Bestimmung findet auf Vorratsgefäße in solchen Räumen, welche lediglich dem Großhandel dienen, nicht Anwendung, sofern in anderer Weise für eine Verwechslungen ausschließende Kennzeichnung gesorgt ist. Werden jedoch aus derartigen Räumen auch die für eine Einzelverkaufsstätte des Geschäftsinhabers bestimmten Vorräte entnommen, so müssen, abgesehen von der im Geschäfte sonst üblichen Kennzeichnung, die Gefäße nach Vorschrift des Absatzes 1 bezeichnet sein.

§ 5. Die in Abteilung 1 der Anlage I genannten Gifte müssen in einem besonderen, von allen Seiten durch feste Wände umschlossenen Raume (Giftkammer) aufbewahrt werden, in welchem andere Waren als Gifte sich nicht befinden. Dient als Giftkammer ein hölzerner Verschlag, so darf derselbe nur in einem vom Verkaufsraume getrennten Teile des Warenlagers angebracht sein. Die Giftkammer muß für die darin vorzunehmenden Arbeiten ausreichend durch Tageslicht erhellt und auf der Außenseite der Tür mit der deutlichen und dauerhaften Aufschrift „Gift" versehen sein.

Die Giftkammer darf nur dem Geschäftsinhaber und dessen Beauftragten zugänglich und muß außer der Zeit des Gebrauchs verschlossen sein.

§ 6. Innerhalb der Giftkammer müssen die Gifte der Abteilung 1 in einem verschlossenen Behältnisse (Giftschrank) aufbewahrt werden.

Der Giftschrank muß auf der Außenseite der Tür mit der deutlichen und dauerhaften Aufschrift „Gift" versehen sein.

Bei dem Giftschranke muß sich ein Tisch oder eine Tischplatte zum Abwiegen der Gifte befinden.

Größere Vorräte von einzelnen Giften der Abteilung 1 dürfen außerhalb des Giftschrankes aufbewahrt werden, sofern sie sich in verschlossenen Gefäßen befinden.

§ 7. Phosphor und mit solchem hergestellte Zubereitungen müssen außerhalb des Giftschrankes, sei es innerhalb oder außerhalb der Giftkammer, unter Verschluß an einem frostfreien Orte in einem feuerfesten Behältnisse und zwar gelber (weißer) Phosphor unter Wasser, aufbewahrt werden. Ausgenommen sind Phosphorpillen; auf diese finden die Bestimmungen der §§ 5 und 6 Anwendung.

Kalium und Natrium sind unter Verschluß, wasser- und feuersicher und mit einem sauerstofffreien Körper (Paraffinöl, Steinöl oder dergleichen) umgeben, aufzubewahren.

§ 8. Zum ausschließlichen Gebrauch für die Gifte der Abteilung 1 und zum ausschließlichen Gebrauch für die Gifte der Abteilungen 2 und 3 sind besondere Geräte (Wagen, Mörser, Löffel und dergleichen) zu verwenden, welche mit der deutlichen und dauerhaften Aufschrift „Gift" in den dem § 4 Abs. 1 entsprechenden Farben versehen sind. In jedem zur Aufbewahrung von giftigen Farben dienenden Behälter muß sich ein besonderer Löffel befinden. Die Geräte dürfen zu anderen Zwecken nicht gebraucht werden und sind mit Ausnahme der Löffel für giftige Farben stets rein zu halten. Die Geräte für die im Giftschranke befindlichen Gifte sind in diesem aufzubewahren. Auf Gewichte finden diese Vorschriften nicht Anwendung.

Der Verwendung besonderer Wagen bedarf es nicht, wenn größere Mengen von Giften unmittelbar in den Vorrats- oder Abgabegefäßen gewogen werden.

§ 9. Hinsichtlich der Aufbewahrung von Giften in den Apotheken greifen nachfolgende Abweichungen von den Bestimmungen der §§ 4, 5 und 8 Platz:

(zu § 4). Die Bestimmungen im § 4 gelten für Apotheker nur insoweit, als sie sich auf die Gefäße für Mineralsäuren, Laugen, Brom und Jod beziehen[1]). Im übrigen bewendet es hinsichtlich der Bezeichnung der Gefäße bei den hierüber ergangenen besonderen Anordnungen.

---

[1]) Bezeichnung der Standgefäße für Mineralsäuren. Min. Erl. vom 25. Mai 1898. „Die Bezeichnung „Gift" an den Standgefäßen der Mineralsäuren usw. ist für die Apotheken nicht verbindlich, wie sich aus § 9 in Verbindung mit § 4 der Polizeiverordnung über den Handel mit Giften ergibt. Der aus dem § 9 angeführte Satz bezieht sich nur auf die Zulässigkeit radierter Schrift für die Standgefäße jener Stoffe."

(zu § 5). Die Giftkammer darf, falls sie in einem Vorratsraum eingerichtet wird, auch durch einen Lattenverschlag hergestellt werden. Kleinere Vorräte von Giften der Abteilung 1 dürfen in einem besonderen, verschlossenen und mit der deutlichen und dauerhaften Aufschrift „Gift" oder „Venena" oder „Tabula B" versehenen Behältnisse im Verkaufsraum oder in einem geeigneten Nebenraume aufbewahrt werden. Ist der Bedarf an Gift so gering, daß der gesamte Vorrat in dieser Weise verwahrt werden kann, so besteht eine Verpflichtung zur Einrichtung einer besonderen Giftkammer nicht.

(zu § 8). Für die im vorstehenden Absatz bezeichneten kleineren Vorräte von Giften der Abteilung 1 sind besondere Geräte zu verwenden und in dem für diese bestimmten Behältnisse zu verwahren. Für die in den Abteilungen 2 und 3 bezeichneten Gifte, ausgenommen Morphin, dessen Verbindungen und Zubereitungen, sind besondere Geräte nicht erforderlich.

Abgabe der Gifte.

§ 10. Gifte dürfen nur von dem Geschäftsinhaber oder den von ihm hiermit Beauftragten abgegeben werden.

§ 11. Über die Abgabe der Gifte der Abteilungen 1 und 2 sind in einem mit fortlaufenden Seitenzahlen versehenen, gemäß Anlage II[1]) eingerichteten Giftbuche die daselbst vorgesehenen Eintragungen zu bewirken. Die Eintragungen müssen sogleich nach Verabfolgung der Waren von dem Verabfolgenden selbst, und zwar immer in unmittelbarem Anschluß an die nächst vorhergehende Eintragung ausgeführt werden. Das Giftbuch ist zehn Jahre lang nach der letzten Eintragung aufzubewahren.

Die vorstehenden Bestimmungen finden nicht Anwendung auf die Abgabe der Gifte, welche von Großhändlern an Wiederverkäufer, an technische Gewerbetreibende oder an staatliche Untersuchungs- und Lehranstalten abgegeben werden, sofern über die Abgabe dergestalt Buch geführt wird, daß der Verbleib der Gifte nachgewiesen werden kann.

§ 12. Gift darf nur an solche Personen abgegeben werden, welche als zuverlässig bekannt sind und das Gift zu einem erlaubten gewerblichen, wirtschaftlichen, wissenschaftlichen oder künstlerischen Zwecke be-

---

¹) Die Anlagen II, III und IV, enthaltend die Muster für das Giftbuch, den Erlaubnisschein zum Erwerb von Gift und den Giftschein, sind hier nicht mit abgedruckt.

nutzen wollen. Sofern der Abgebende von dem Vorhandensein
dieser Voraussetzungen sichere Kenntnis nicht hat, darf er Gift
nur gegen Erlaubnisschein abgeben[1]).

---

[1]) **Abgabe von Sublimatpastillen an Hebammen.** Min.Erl.
vom 7. Februar 1905. „Mit Rücksicht auf die Zweifel, welche über die
Abgabe der Sublimatpastillen entstanden sind, weise ich darauf hin, daß
dafür ausschließlich die Vorschriften der Kais. Verordnung vom 22. Oktober 1901 und der Polizeiverordnung über den Handel mit Giften vom
24. August 1895 maßgebend sind. Danach ist die Abgabe von Sublimatpastillen als Desinfektionsmittel sowohl in den Apotheken, als auch außerhalb derselben in den zum Handel mit Giften berechtigten Verkaufs-
stellen gegen schriftliche Empfangsbescheinigung des Erwerbers oder seines
Beauftragten gestattet. Da die Hebammen als zuverlässig im Sinne des
§ 12 der Giftverordnung anzusehen sind und die Sublimatpastillen ein
Erfordernis ihrer Berufstätigkeit darstellen, bedarf es eines Erlaubnisscheines nicht.“

Abgabe von Giften an Zahntechniker. Min.Erl. vom
22. Mai 1915. „Das Oberverwaltungsgericht hat in seiner Entscheidung
vom 8. März 1915 entschieden, daß § 1 der Bekanntmachung des Herrn
Ministers der geistlichen, Unterrichts- und Medizinalangelegenheiten vom
22. Juni 1896, betr. die Abgabe starkwirkender Arzneimittel usw. sich
überhaupt nicht auf die Abgabe starkwirkender Arzneimittel an solche
Personen beziehe, die jene nicht als Heilmittel an sich selbst oder an
ihren Angehörigen oder Pflegebefohlenen, sondern in ihrem Geschäfts- oder
Gewerbebetriebe verwenden wollen. Hierzu gehört nach Ansicht des Oberverwaltungsgerichts auch die Abgabe von Giften an nicht als Zahnärzte
approbierte Zahntechniker behufs Verwendung in ihrem Gewerbe, selbst
wenn diese Verwendung gerade darin besteht, daß die Stoffe als Heilmittel an Patienten des Zahntechnikers, also an Menschen, benutzt werden.

Für die Abgabe von Heilmitteln, die gleichzeitig Gifte im Sinne der
Gift-Polizeiverordnung vom 22. Februar 1906 sind, an Zahntechniker für
Zwecke ihres Gewerbes ist also lediglich § 12 der Gift-Polizeiverordnung
maßgebend. Bei der hiernach vorzunehmenden Prüfung der Zuverlässig-
keit des Zahntechnikers wird, wie auch das Oberverwaltungsgericht in
seinem eingangs erwähnten Urteil ausgeführt hat, zu beachten sein, daß
Zahntechnikern, denen die erforderlichen Kenntnisse, Erfahrungen und Fer-
tigkeiten zur ordnungsmäßigen Verwendung der Gifte am Menschen fehlen
und die deren Verwendung dennoch unternehmen wollen, die nötige Zu-
verlässigkeit nicht zuerkannt werden kann.

Da nun die Gifthändler in sehr vielen Fällen nicht in der Lage
sein werden, zu beurteilen, ob den Zahntechnikern die erforderliche Zu-
verlässigkeit innewohnt, so werden sie Gifte an Zahntechniker in der
Regel nur gegen einen Erlaubnisschein abgeben dürfen, der von der
Polizeibehörde nur nach Prüfung des einzelnen Falles auszustellen sein
wird. Zahntechniker, die eine ihrem Berufe entsprechende ordnungsmäßige Ausbildung genossen und sich in der praktischen Tätigkeit be-
währt haben, werden in der Regel als zuverlässig anzusehen sein. Im
Zweifelsfalle hat die Polizeibehörde den zuständigen Kreisarzt zu hören.“

Die Erlaubnisscheine werden von der Ortspolizeibehörde nach Prüfung der Sachlage gemäß Anlage III ausgestellt. Dieselben werden in der Regel nur für eine bestimmte Menge, ausnahmsweise auch für den Bezug einzelner Gifte während eines ein Jahr nicht übersteigenden Zeitraums gegeben. Der Erlaubnisschein verliert mit dem Ablaufe des vierzehnten Tages nach dem Ausstellungstage seine Gültigkeit, sofern auf demselben etwas anderes nicht vermerkt ist.

An Kinder unter vierzehn Jahren dürfen Gifte nicht ausgehändigt werden.

§ 13. Die in Abteilung 1 und 2 verzeichneten Gifte dürfen nur gegen schriftliche Empfangsbescheinigung (Giftschein) des Erwerbers verabfolgt werden. Wird das Gift durch einen Beauftragten abgeholt, so hat der Abgebende (§ 10) auch von diesem sich den Empfang bescheinigen zu lassen.

Die Bescheinigungen sind nach dem in Anlage IV vorgeschriebenen Muster auszustellen, mit den entsprechenden Nummern des Giftbuchs zu versehen und zehn Jahre lang aufzubewahren.

Die Empfangsbestätigung desjenigen, welchem das Gift ausgehändigt wird, darf auch in einer Spalte des Giftbuchs abgegeben werden.

Im Falle des § 11 Abs. 2 ist die Ausstellung eines Giftscheins nicht erforderlich.

§ 14. Gifte müssen in dichten, festen und gut verschlossenen Gefäßen abgegeben werden; jedoch genügen für feste, an der Luft nicht zerfließende oder verdunstende Gifte der Abteilungen 2 und 3 dauerhafte Umhüllungen jeder Art, sofern durch dieselben ein Verschütten oder Verstäuben des Inhalts ausgeschlossen wird.

Die Gefäße oder die an ihre Stelle tretenden Umhüllungen müssen mit der im § 4 Abs. 1 angegebenen Aufschrift und Inhaltsangabe sowie mit dem Namen des abgebenden Geschäftes versehen sein. Bei festen an der Luft nicht zerfließenden oder verdunstenden Giften der Abteilung 3 darf an Stelle des Wortes Gift die Aufschrift „Vorsicht" verwendet werden.

Bei der Abgabe an Wiederverkäufer, technische Gewerbetreibende und staatliche Untersuchungs- oder Lehranstalten genügt indessen jede andere, Verwechslungen ausschließende Aufschrift und Inhaltsangabe; auch brauchen die Gefäße oder die an ihre Stelle tretenden Umhüllungen nicht mit dem Namen des abgebenden Geschäfts versehen zu sein.

4*

§ 15. Es ist verboten, Gifte in Trink- oder Kochgefäßen oder in solchen Flaschen oder Krügen abzugeben, deren Form oder Bezeichnung die Gefahr einer Verwechslung des Inhalts mit Nahrungs- oder Genußmitteln herbeizuführen geeignet ist.

§ 16. Auf die Abgabe von Giften als Heilmittel in den Apotheken finden die Vorschriften der § 11—14 nicht Anwendung.

Besondere Vorschriften über Farben.

§ 17. Auf gebrauchsfertige Öl-, Harz- oder Lackfarben, soweit sie nicht Arsenfarben sind, finden die Vorschriften der §§ 2—14 nicht Anwendung. Das gleiche gilt für andere giftige Farben, welche in Form von Stiften, Pasten oder Steinen oder in geschlossenen Tuben zum unmittelbaren Gebrauch fertiggestellt sind, sofern auf jedem einzelnen Stück oder auf dessen Umhüllung entweder das Wort „Gift" beziehungsweise „Vorsicht" und der Name der Farbe oder eine das darin enthaltene Gift erkennbar machende Bezeichnung deutlich angebracht ist.

Ungeziefermittel.

§ 18. Bei der Abgabe der unter Verwendung von Gift hergestellten Mittel gegen schädliche Tiere (sogenannte Ungeziefermittel) ist jeder Packung eine Belehrung über die mit einem unvorsichtigen Gebrauche verknüpften Gefahren beizufügen. Der Wortlaut der Belehrung kann von der zuständigen Behörde vorgeschrieben werden.

Arsenhaltiges Fliegenpapier darf nur mit einer Abkochung von Quassiaholz oder Lösung von Quassiaextrakt zubereitet in viereckigen Blättern von 12:12 cm, deren jedes nicht mehr als 0,01 g arsenige Säure enthält und auf beiden Seiten mit drei Kreuzen, der Abbildung eines Totenkopfes und der Aufschrift „Gift" in schwarzer Farbe deutlich und dauerhaft versehen ist, feilgehalten oder abgegeben werden. Die Abgabe darf nur in einem dichten Umschlage erfolgen, auf welchem in schwarzer Farbe deutlich und dauerhaft die Inschriften „Gift" und „Arsenhaltiges Fliegenpapier" und im Kleinhandel außerdem der Name des abgebenden Geschäfts angebracht ist[1]).

---

[1]) Arsenhaltiges Fliegenpapier. Min.Erl. vom 15. Juni 1903, „Zu der Vorschrift in dem § 18 Abs. 2 der Polizeiverordnung über den Handel mit Giften wird gegenüber hervorgetretenen Zweifeln bemerkt, daß die Verabfolgung von arsenhaltigem Fliegenpapier nicht von der Beibringung eines Erlaubnisscheines (§ 12 der Polizeiverordnung) abhängig

Andere arsenhaltige Ungeziefermittel dürfen nur mit einer in Wasser leicht löslichen grünen Farbe vermischt feilgehalten oder abgegeben werden; sie dürfen nur gegen Erlaubnisschein (§ 12) verabfolgt werden.

Strychninhaltige Ungeziefermittel dürfen nur in Form von vergiftetem Getreide, welches in tausend Gewichtsteilen höchstens fünf Gewichtsteile salpetersaures Strychnin enthält und dauerhaft dunkelrot gefärbt ist, feilgehalten oder abgegeben werden.

Vorstehende Beschränkungen können zeitweilig außer Wirksamkeit gesetzt werden, wenn und soweit es sich darum handelt, unter polizeilicher Aufsicht außerordentliche Maßnahmen zur Vertilgung von schädlichen Tieren, z. B. Feldmäusen, zu treffen.

Gewerbebetrieb der Kammerjäger.

§ 19. Personen, welche gewerbsmäßig schädliche Tiere vertilgen (Kammerjäger), müssen ihre Vorräte von Giften und gifthaltigen Ungeziefermitteln unter Beachtung der Vorschriften in den §§ 2, 3, 4, 7 und, soweit sie die Vorräte nicht bei Ausübung ihres Gewerbes mit sich führen, in verschlossenen Räumen, welche nur ihnen und ihren Beauftragten zugänglich sind, aufbewahren. Sie dürfen die Gifte und Mittel an andere nicht überlassen.

§ 20. Diese Polizeiverordnung tritt am 1. März 1906 in Kraft, mit Ausnahme der Bestimmungen über den Verkehr mit arsenhaltiger und arsenfreier Salzsäure und Schwefelsäure, die erst am 1. Juli 1906 Geltung erlangen. Alle entgegenstehenden Verordnungen, insbesondere die Polizeiverordnung vom 24. August 1895 und die Bekanntmachung vom 16. Oktober 1901 werden von dem gleichen Zeitpunkte ab aufgehoben.

§ 21. Die für Apotheken über den Handel mit Giften bestehenden weitergehenden Vorschriften bleiben auch ferner in Kraft.

§ 22. Zuwiderhandlungen gegen diese Polizeiverordnung werden, soweit in den bestehenden Gesetzen nicht höhere Strafen vorgesehen sind, nach § 367 Nr. 5 des Strafgesetzbuches mit Geldstrafe bis zu einhundertfünfzig Mark oder mit Haft bestraft.

---

gemacht werden sollte. Es hat indes nicht die Absicht bestanden, die Abgabe arsenhaltigen Fliegenpapiers auch von dem Erfordernis der in § 13 der Polizeiverordnung für die Verabfolgung von Giften der Abteilung I und II vorgeschriebenen Empfangsbescheinigung auszunehmen."

Verzeichnis der Gifte.

Abteilung 1.

Akonitin, dessen Verbindungen und Zubereitungen.

Arsen, dessen Verbindungen und Zubereitungen, auch Arsenfarben.

Atropin, dessen Verbindungen und Zubereitungen.

Brucin, dessen Verbindungen und Zubereitungen.

Curare und dessen Präparate.

Cyanwasserstoffsäure (Blausäure), Cyankalium, die sonstigen cyanwasserstoffsauren Salze und deren Lösungen, mit Ausnahme des Berliner Blau (Eisencyanür) und des gelben Blutlaugensalzes (Kaliumeisencyanür)[1].

Daturin, dessen Verbindungen und Zubereitungen.

Digitalin, dessen Verbindungen und Zubereitungen.

Emetin, dessen Verbindungen und Zubereitungen.

Erythrophlein, dessen Verbindungen und Zubereitungen.

Fluorwasserstoffsäure (Flußsäure).

Homatropin, dessen Verbindungen und Zubereitungen.

Hyoscin (Duboisin), dessen Verbindungen u. Zubereitungen.

Hyoscyamin (Duboisin), dessen Verbindungen und Zubereitungen.

Kantharidin, dessen Verbindungen und Zubereitungen.

Kolchicin, dessen Verbindungen und Zubereitungen.

Koniin, dessen Verbindungen und Zubereitungen.

Nikotin, dessen Verbindungen und Zubereitungen.

Nitroglycerinlösungen.

Phosphor (auch roter, sofern er gelben Phosphor enthält) und die damit bereiteten Mittel zum Vertilgen von Ungeziefer.

Physostigmin, dessen Verbindungen und Zubereitungen.

Pikrotoxin.

Quecksilberpräparate, auch Farben außer Quecksilberchlorür (Kalomel) und Schwefelquecksilber (Zinnober).

Salzsäure, arsenhaltige[2].

Schwefelsäure, arsenhaltige[2].

---

[1] Rhodansalze. Min.Erl. vom 12. Juni 1908. „Rhodanammonium und Rhodankalium gehören nicht zu den Giften im Sinne der Polizeiverordnung vom 22. Februar 1906 über den Handel mit Giften. In Abteilung 1 der Polizeiverordnung sind nur die Cyanwasserstoffsäure und deren Salze aufgenommen, die Rhodan- oder Sulfocyansäure stellt aber eine andere chemische Verbindung dar und ist auch nicht in Abteilung 2 oder 3 der Giftpolizeiverordnung aufgeführt.“

[2] Anmerkung: Salzsäure und Schwefelsäure gelten als arsenhaltig, wenn 1 ccm der Säure, mit 3 ccm Zinnchlorürlösung versetzt, innerhalb 15 Minuten eine dunklere Färbung annimmt. Bei der Prüfung auf den

Skopolamin, dessen Verbindungen und Zubereitungen.

Strophanthin.

Strychnin, dessen Verbindungen
und Zubereitungen, mit Aus-

nahme von strychninhaltigem
Getreide.

Uransalze, lösliche, auch Uran-
farben.

Veratrin, dessen Verbindungen
und Zubereitungen.

Abteilung 2.

Acetanilid (Antifebrin).

Adoniskraut.

Aethylenpräparate.

Agaricin.

Akonit-extrakt, -knollen, -kraut,
-tinktur.

Amylenhydrat.

Amylnitrit.

Apomorphin.

Belladonna-blätter, -extrakt,
-tinktur, -wurzel.

Bilsen-kraut, -samen, Bilsen-
kraut-extrakt, -tinktur.

Bittermandelöl, blausäure-
haltiges.

Brechnuß (Krähenaugen), sowie
die damit hergestellten Ungeziefermittel, Brechnuß-ex-
trakt, -tinktur.

Brechweinstein.

Brom.

Bromäthyl.

Bromalhydrat.

Bromoform.

Butylchloralhydrat.

Calabar-extrakt, -samen, -tinktur.

Cardol.

Choräthyliden, zweifach.

Chloralformamid.

Chloralhydrat.

Chloressigsäuren.

Chloroform.

Chromsäure.

Cocaïn, dessen Verbindungen
und Zubereitungen.

Convallamarin, dessen Verbindungen und Zubereitungen.

Convallarin, dessen Verbindungen und Zubereitungen.

Elaterin, dessen Verbindungen
und Zubereitungen.

Erythrophleum.

Euphorbium.

Fingerhut-blätter, -essig,
-extrakt, -tinktur.

Gelsemium-wurzel, -tinktur.

Giftlattich-extrakt, -kraut, -saft
(Laktukarium).

Giftsumach-blätter, -extrakt,
-tinktur.

Gottesgnaden-kraut, -extrakt,
-tinktur.

Arsengehalt ist, sofern es sich um konzentrierte Schwefelsäure handelt,
zunächst 1 ccm durch Eingießen in 2 ccm Wasser zu verdünnen und
1 ccm von dem erkalteten Gemische zu verwenden. Zinnchlorürlösung ist
aus 5 Gewichtsteilen kristallisiertem Zinnchlorür, die mit 1 Gewichtsteile
Salzsäure anzurühren und vollständig mit trockenem Chlorwasserstoffe zu
sättigen sind, herzustellen, nach dem Absetzen durch Asbest zu filtrieren
und in kleinen, mit Glasstopfen verschlossenen, möglichst angefüllten
Flaschen aufzubewahren.

Gummigutti, dessen Lösungen und Zubereitungen.

Hanf, indischer, -extrakt, -tinktur.

Hydroxylamin, dessen Verbindungen und Zubereitungen.

Jalapen-Harz, -knollen, -tinktur.

Kirschlorbeeröl.

Kodeïn, dessen Verbindungen und Zubereitungen.

Kokkelskörner.

Kotoin.

Krotonöl.

Morphin, dessen Verbindungen und Zubereitungen.

Narceïn, dessen Verbindungen und Zubereitungen.

Narkotin, dessen Verbindungen und Zubereitungen.

Nieswurz (Helleborus) grüne, -extrakt, -tinktur, -wurzel.

Nieswurz (Helleborus) schwarze, -extrakt, -tinktur, -wurzel.

Nitrobenzol (Mirbanöl).

Opium und dessen Zubereitungen mit Ausnahme von Opiumpflaster und -wasser.

Oxalsäure (Kleesäure, sog. Zuckersäure).

Paraldehyd.

Pental.

Pilokarpin, dessen Verbindungen und Zubereitungen.

Sabadill-extrakt, -früchte, -tinktur.

Sadebaum-spitzen, -extrakt, -öl,

Sankt Ignatius-samen, -tinktur.

Santonin.

Scammonia-Harz, (Scammonium)-wurzel.

Schierling (Konium)-kraut, -extrakt, -früchte, -tinktur.

Senföl, ätherisches.

Spanische Fliegen und deren weingeistige und ätherische Zubereitungen.

Stechapfel-blätter, -extrakt, -samen, -tinktur — ausgenommen zum Rauchen oder Räuchern —.

Strophanthus-extrakt, -samen, -tinktur.

Strychninhaltiges Getreide[1]).

Sulfonal und dessen Ableitungen.

Thallin, dessen Verbindungen und Zubereitungen.

Urethan.

Veratrum (weiße Nieswurz)-tinktur, -wurzel.

Wasserschierling-kraut, -extrakt.

Zeitlosen-extrakt, -knollen, -samen, -tinktur, -wein.

---

[1]) Bezeichnung Gifthafer. Min.Erl. von 1899. „Die Bezeichnung „Gifthafer" und „Giftweizen" für strychninhaltiges Getreide ist allgemein üblich und darf deshalb auch bei der Eintragung in das Giftbuch angewendet werden."

Aufbewahrung von strychninhaltigem Getreide. Min.Erl. vom 9. Oktober 1908. „Auf die Anfrage vom . . . erwidere ich, daß strychninhaltiges Getreide ein Gift der Abteilung 2 aus Anlage I zur Landespolizeiverordnung vom 22. Februar 1906 über den Handel mit Giften ist, demnach rot auf weiß zu bezeichnen und nicht in der Giftkammer, sondern nach Art der in gleicher Weise bezeichneten Arzneimittel in den Apotheken vorsichtig und von den harmlosen Stoffen getrennt aufzubewahren ist. Die Abgabe strychninhaltigen Getreides hat den Vorschriften der Polizeiverordnung über den Handel mit Giften gemäß zu erfolgen."

Abteilung 3.

Antimonchlorür, fest oder in Lösung.

Baryumverbindungen außer Schwerspat (schwefelsaurem Baryum).

Bittermandelwasser.

Bleiessig.

Bleizucker.

Brechwurzel (Ipecacuanha) - extrakt, -tinktur, -wein.

Farben, welche Antimon, Baryum, Blei, Chrom, Gummigutti, Kadmium, Kupfer, Pikrinsäure, Zink oder Zinn enthalten, mit Ausnahme von: Schwerspat (schwefelsaurem Baryum), Chromoxyd, Kupfer, Zink, Zinn und deren Legierungen als Metallfarben, Schwefelkadmium, Schwefelzink, Schwefelzinn (als Musivgold), Zinkoxyd, Zinnoxyd.

Goldsalze.

Jod und dessen Präparate, ausgenommen zuckerhaltiges Eisenjodür und Jodschwefel.

Jodoform.

Kadmium und dessen Verbindungen, auch mit Brom oder Jod.

Kalilauge, in 100 Gewichtsteilen mehr als 5 Gewichtsteile Kaliumhydroxyd enthaltend.

Kalium.

Kaliumbichromat (rotes chromsaures Kalium, sogenanntes Chromkali).

Kaliumbioxalat (Kleesalz).

Kaliumchlorat (chlorsaures Kalium).

Kaliumchromat (gelbes chromsaures Kalium).

Kaliumhydroxyd (Ätzkali).

Karbolsäure, auch rohe, sowie verflüssigte und verdünnte, in 100 Gewichtsteilen mehr als 3 Gewichtsteile Karbolsäure enthaltend.

Kirschlorbeerwasser.

Koffein, dessen Verbindungen und Zubereitungen.

Koloquinthen - extrakt, -tinktur.

Kreosot.

Kresole und deren Zubereitungen (Kresolseifenlösungen, Lysol, Lysosolveol. usw.), sowie deren Lösungen, soweit sie in 100 Gewichtsteilen mehr als ein Gewichtsteil der Kresolzubereitung enthalten [1]).

Kupferverbindungen.

Lobelien-kraut, -tinktur.

Meerzwiebel - extrakt, - tinktur, -wein.

Mutterkorn-extrakt (Ergotin).

Natrium.

Natriumbichromat.

Natriumhydroxyd (Ätznatron, Seifenstein).

Natronlauge, in 100 Gewichtsteilen mehr als 5 Gewichtsteile Natriumhydroxyd enthaltend.

Paraphenylendiamin, dessen Salze, Lösungen und Zubereitungen.

---

[1]) Creolin. Min.Erl. vom 6. April 1906. „Der Handel mit Creolin wird durch die Bestimmungen unserer Polizeiverordnung vom 22. Februar 1906 über den Handel mit Giften nicht betroffen."

Phenacetin.
Pikrinsäure und deren Verbindungen.
Quecksilberchlorür (Kalomel).
Salpetersäure (Scheidewasser),
   auch rauchende.
Salzsäure, arsenfreie [1]), auch
   verdünnte, in 100 Gewichtsteilen mehr als 15 Gewichtsteile wasserfreie Säure enthaltend.
Schwefelkohlenstoff.

Schwefelsäure, arsenfreie [1]), auch
   verdünnte, in 100 Gewichts-
   teilen mehr als 15 Gewichts-
   teile Schwefelsäuremonohy-
   drat enthaltend.
Silbersalze, mit Ausnahme von
   Chlorsilber.
Stephans (Staphisagria)-körner.
Zinksalze, mit Ausnahme von
   Zinkkarbonat.
Zinnsalze.

4. Series medicaminum.

**Verzeichnis der Arzneimittel nach dem Deutschen Arznei-
buch. Fünfte Ausgabe 1910. Zum Gebrauch bei den Apothekenbesichtigungen.**

Die hierin mit einem (Stern) * bezeichneten Arzneimittel
müssen in sämtlichen Apotheken der Preußischen Monarchie
jederzeit vorrätig sein [2]).

Der Prüfung bei den Apothekenbesichtigungen unterliegen
auch alle in dem Verzeichnis nicht mit einem (Stern) * bezeichneten, oder darin nicht aufgeführten Arzneimittel, welche
in den Apotheken vorrätig sind.

Die mit dem Zusatz „tot." versehenen Arzneistoffe müssen
auch in ganzer Ware vorhanden sein.

*Acidum aceticum dilutum.
*— acetylosalicylic.
*— arsenicosum.
*— benzoïcum.
*— boricum.
*— carbolicum.
*— — liquefactum.
*— hydrochloricum.
*— nitricum.
*— phosphoricum.
*— salicylicum.

*Acidum sulfuricum.
*— tannicum.
*— tartaricum.
*Adeps Lanae anhydricus.
*— suillus.
*Aether.
*— pro narcosi.
*— aceticus.
*Aloë.
*Alumen.
*Ammonium chloratum.

----

[1]) Anmerkung: Siehe Anmerkung zu Abteilung I.
[2]) Die in der Series nicht mit einem Stern bezeichneten Mittel sind
hier nicht mit abgedruckt.

*Aqua Amygdalarum amara-
rum.
*— Calcariae.
*— Cinnamomi.
*— destillata.
*Arecolinum hydrobromicum.
*Argentum nitricum.
*Atropinum sulfuricum.
*Balsamum peruvianum.
*Bismutum subnitricum.
*Calcium sulfuricum ustum.
*Camphora.
*Cantharides.
*Cera flava.
*Chininum hydrochloricum.
*Chloralum hydratum.
*Chloroformium.
*Chloroformium pro narcosi.
*Cocaïnum hydrochloricum.
*Codeinum phosphoricum.
*Collodium.
*Cortex Aurantii Fructus tot.
*— Chinae tot.
*— Cinnamomi.
*— Condurango tot.
*— Frangulae.
*Cresolum crudum.
*Crocus tot.
*Cuprum sulfuricum.
*Emplastrum Cantharidum ordi-
narium.
*— fuscum camphoratum.
*— Lithargyri.
*— saponatum.
*Extractum Aloës.
*— Belladonnae.
*— Filicis.
*— Gentianae.
*— Hydrastis fluidum.
*— Hyoscyami.
*— Opii.
*— Rhei.
*— Secalis cornuti.
*— Strychni.

*Ferrum oxydatum sacchara-
tum.
*— pulveratum.
*— sulfuricum.
*Flores Arnicae.
*— Chamomillae.
*— Sambuci.
*— Tiliae.
*— Verbasci.
*Folia Digitalis tot.
*— Farfarae.
*— Hyoscyami tot.
*— Menthae piperitae.
*— Sennae tot.
*— Trifolii fibrini.
*— Uvae Ursi.
*Fructus Anisi.
*— Aurantii immaturi.
*— Cardamomi.
*— Foeniculi.
*— Juniperi.
*Gelatina alba.
*Glycerinum.
*Gossypium depuratum.
*Gummi arabicum.
*Hydrargyrum.
*— bichloratum.
*— bijodatum.
*— chloratum.
*— oxydatum.
*— — via humida paratum.
*— praecipitatum album.
*Jodoformium.
*Jodum.
*Kalium bromatum.
*— carbonicum.
*— chloricum.
*— jodatum.
*— permanganicum.
*Lanolinum.
*Lichen islandicus.
*Liquor Ammonii anisatus.
*— — caustici.
*— Cresoli saponatus.

*Liquor Ferri sesquichlorati.
*— Kalii arsenicosi.
*— Plumbi subacetici.
*Lithargyrum.
*Lycopodium.
*Magnesia usta.
*Magnesium carbonicum.
*— sulfuricum.
*Minium.
*Mixtura sulfurica acida.
*Morphinum hydrochloricum.
*Myrrha.
*Natrium bicarbonicum.
*— bromatum.
*— sulfuricum.
*Oleum Amygdalarum.
*— Anisi.
*— Arachidis.
*— Cacao.
*— Hyoscyami.
*— Jecoris Aselli.
*— Lini.
*— Menthae piperitae.
*— Olivarum.
*— Ricini.
*— Sinapis.
*Opium.
*— pulveratum.
*Paraffinum liquidum.
*— solidum.

*Pepsinum.
*Phenacetinum.
*Plumbum aceticum.
*Pulvis Liquiritiae compositus.
*Pyrazolonum phenyldimethylicum.
*Radix Althaeae.
*— Gentianae.
*— Ipecacuanhae tot.
*— Liquiritiae.
*— Senegae tot.
*— Valerianae.
*Resina Jalapae.
*Rhizoma Calami.
*— Galangae.
*— Iridis.
*— Rhei tot.
*— Zingiberis.
*Saccharum.
*— Lactis.
*Sapo medicatus.
*Secale cornutum.
*Semen Sinapis tot.
*— Strychni.
*Serum antidiphthericum No. 2.
*Sirupus Rubi Idaei.
*Sirupus simplex.
*Solutio Natrii chlorati physiologica [1]).
*Species pectorales.

---

[1]) Vorrätighalten steriler physiologischer Kochsalzlösungen. Min.Erl. vom 17. März 1915. „Eingießungen von steriler physiologischer Kochsalzlösung unter die Haut oder in die Venen sind, vom Arzte rechtzeitig angewandt, in verschiedenen Erkrankungsfällen, namentlich bei frischen Vergiftungen, für die Erhaltung des Lebens von großem Werte. Da solche Lösungen in Apotheken zurzeit nur wenig vorrätig gehalten werden, so geht durch ihre Herstellung oder Beschaffung für die erste ärztliche Hilfe meist viel Zeit verloren. Ich bestimme deshalb, daß fortan in allen Vollapotheken, Zweigapotheken, Krankenhausapotheken und ärztlichen Hausapotheken sterile physiologische Kochsalzlösungen vorrätig sein müssen und zwar in mindestens 2 — an beiden Enden zugeschmolzenen — Glasröhren (Ampullen) von 230 ccm Inhalt. Die gefüllten Glasröhren sind mit dem Datum der Füllung zu versehen und in angemessenen Zwischenräumen neu zu füllen. Die Apothekenvorstände

*Spiritus.
*— aethereus.
*— camphoratus.
*— Lavandulae.
*— saponatus.
*— Sinapis.
*Succus Liquiritiae depuratus.
*Sulfur depuratum.
*Tartarus depuratus.
*— natronatus.
*— stibiatus.
*Terebinthina.
*Tinctura aromatica.
*— Chinae composita.
*— Cinnamomi.
*— Digitalis.
*— Jodi.

*Tinctura Myrrhae.
*— Opii benzoïca.
*— — crocata.
*— — simplex.
*— Rhei aquosa.
*— — vinosa.
*— Strychni.
*— Valerianae.
*— — aetherea.
*Unguentum Hydrargyri cine-
reum.
*— Zinci.
*Vaselinum album.
*— flavum.
*Zincum oxydatum crudum.
*— sulfuricum.

*Reagentien und volumetrische Lösungen, die zur
Prüfung der Arzneimittel erforderlich sind
(Anlage II des Arzneibuches).

---

5. Anweisung für die amtliche Besichtigung der Apotheken.

Min.Erl. vom 18. Februar 1902.

Allgemeines.

§ 1. Jede Apotheke, Zweig-, Krankenhaus- wie ärztliche
Hausapotheke ist innerhalb dreier Jahre mindestens einer amtlichen, vorher geheim zu haltenden Besichtigung in un-
regelmäßigen Zwischenfristen, jede neu errichtete Apotheke vor,
jede verlegte nach der Eröffnung des Betriebes möglichst bald,
nachdem die Fertigstellung der Einrichtung dem Regierungspräsidenten angezeigt ist, einer amtlichen Besichtigung zu unterziehen.

---

haben auf die Haltbarkeit der Lösungen stetig zu achten. Solange die
Flüssigkeit klar und frei von jeder Ausscheidung bleibt, kann angenommen
werden, daß Veränderungen nicht eingetreten sind. In dem durch die
Bekanntmachung vom 15. Dezember 1910 eingeführten Arzneimittel-
verzeichnis, zum Gebrauch bei den Apothekenbesichtigungen bestimmt, ist
Solutio Natrii chlorati physiologica mit einem Stern zu versehen."

§ 2. Die Besichtigung wird von Bevollmächtigten des Regierungspräsidenten, nämlich dem zuständigen Regierungs- und Medizinalrate, welcher ausnahmsweise durch einen Kreisarzt vertreten werden kann, und mindestens einem für diesen Zweck und auf die Geheimhaltung des Besichtigungstermins verpflichteten Apothekenbesitzer ausgeführt.

§ 3. Beim Ausscheiden eines der zurzeit tätigen pharmazeutischen Bevollmächtigten fordert der Regierungspräsident den Vorstand der Apothekerkammer auf, nach Anhörung der Apothekenbesitzer des Regierungsbezirkes drei bis fünf Apotheker des Bezirkes zur Auswahl eines oder mehrerer pharmazeutischen Bevollmächtigten binnen einer Ausschlußfrist in Vorschlag zu bringen. Werden sämtliche Vorschläge beanstandet, so ist die Aufforderung zu wiederholen; werden auch die neuen Vorschläge verworfen, so bestimmt der Regierungspräsident nach Anhörung des Regierungs- und Medizinalrats die Bevollmächtigten.

Als pharmazeutische Bevollmächtigte sind nur Apothekenbesitzer zuzuziehen, deren Apotheke sich dauernd in gutem Zustande befindet. Mit Genehmigung des Ministers der Medizinalangelegenheiten kann ausnahmsweise ein früherer Apothekenbesitzer als pharmazeutischer Bevollmächtigter berufen werden.

§ 4. Die Bevollmächtigten bilden eine Kommission und handeln gemeinschaftlich unter gleicher Verantwortlichkeit für jeden Einzelbefund.

§ 5. Ein Besichtigungsplan für das Jahr wird nicht vorweg aufgestellt. Der Regierungspräsident erteilt dem Regierungs- und Medizinalrat zur Vornahme der Apothekenbesichtigungen eine schriftliche Ermächtigung für den dreijährigen oder einen längeren Zeitraum. Der Regierungs- und Medizinalrat ist für Erledigung aller Besichtigungen innerhalb dreier Jahre verantwortlich. Nahe beieinander gelegene Apotheken dürfen nicht in unmittelbarer Reihenfolge besichtigt werden.

§ 6. Der Kreisarzt und der Apothekenbesitzer dürfen an ihrem Wohnort keine Besichtigung ausführen, nur in Städten mit mehr als 100 000 Einwohnern können die Besichtigungen dem Kreisarzt übertragen werden; auch darf ein dort ansässiger Apothekenbesitzer als pharmazeutischer Bevollmächtigter mitwirken, jedoch nicht bei der Besichtigung der seiner eigenen Apotheke zunächst belegenen Apotheke.

§ 7. Zu jeder Besichtigung ist der zuständige Kreisarzt vertraulich einzuladen; er hat, falls nicht triftige Gründe ihn hindern, zu erscheinen, wenn eine Apotheke an seinem Wohnorte besichtigt wird.

Die Besichtigung.

§ 8. Die Besichtigung soll in der Regel bei Tageslicht nicht vor 8 Uhr vormittags stattfinden und mit einem kurzen Rundgange durch sämtliche Geschäftsräume beginnen, damit die Bevollmächtigten Gelegenheit haben, zunächst einen allgemeinen Überblick über die Geschäftsführung in den einzelnen Räumen, insbesondere betreffs der Ordnung und der Sauberkeit zu gewinnen und etwaige Betriebsunregelmäßigkeiten festzustellen.

§ 9. In demjenigen Raume, in welchem beim Rundgange Vorschriftswidrigkeiten bemerkt worden sind, beginnt nach beendetem Rundgange die eingehende Besichtigung, sonst in der Offizin.

Hier, wie in allen Vorratsräumen müssen die Arzneimittel, welche einer chemischen oder physikalischen Prüfung nicht unterliegen, genau nach ihren sinnlich wahrnehmbaren Eigenschaften auf ihre Güte und Brauchbarkeit geprüft, die unbrauchbaren ausgeschieden und, soweit sie nicht durch Umarbeiten wieder brauchbar gemacht werden können, unter Zustimmung des Apothekenvorstandes sofort in Gegenwart der Bevollmächtigten vernichtet werden.

Falls der Apothekenvorstand Einspruch gegen die Beanstandung einer Ware erhebt, ist dieselbe unter Dienstsiegel des bevollmächtigten Medizinalbeamten und Privatsiegel des Apothekenvorstandes dem Regierungspräsidenten zur Entscheidung zu überreichen. Mit vorschriftswidrig vorrätig gehaltenen Arzneibereitungen ist in gleicher Weise zu verfahren.

§ 10. Das Umarbeiten von Arzneimitteln, welche wieder brauchbar gemacht werden können, ist tunlichst während der Anwesenheit der Bevollmächtigten vorzunehmen. Wenn sich das sofortige Umarbeiten als nicht ausführbar erweist, so ist Vorsorge zu treffen, daß ein Verkauf oder Verbrauch der als unbrauchbar ausgeschiedenen Waren ausgeschlossen wird. Minderwertige Waren dürfen, abgesehen von den lediglich zu technischen Zwecken dienenden, nicht geduldet werden.

§ 11. Die Besichtigung erfolgt nach Maßgabe der Vorschriften der Apothekenbetriebsordnung; dabei ist aber in jedem Falle den besonderen Verhältnissen entsprechend Rechnung zu tragen.

§ 12. In jeder Apotheke müssen gefordert werden: tadellose Arzneimittel, Ordnung und Sauberkeit.

§ 13. Besondere Aufmerksamkeit ist den zur Aufbewahrung von überschießenden Vorräten bestimmten Räumen und Behältnissen zu widmen; auch diese müssen ordentlich gehalten sein.

§ 14. Der bevollmächtigte Medizinalbeamte prüft die Bescheinigungen über die Richtigkeit der Wagen und Gewichte, die Taxierung von mindestens zehn herausgegriffenen ärztlichen Verordnungen, die Personalien des Apothekenvorstandes, der Gehilfen und der Lehrlinge und nimmt die Verhandlung über die Besichtigung nach dem beigefügten[1]) Muster auf, welchem weitere Bemerkungen der Bevollmächtigten, soweit erforderlich, hinzuzufügen sind.

[2]) Der pharmazeutische Bevollmächtigte führt unter Beachtung der Vorschriften des Arzneibuchs die chemische und physikalische Prüfung der dazu geeigneten, im Arzneimittelverzeichnis mit einem Stern bezeichneten, sowie auch anderer vorrätiger, namentlich solcher Mittel, aus, welche erfahrungsmäßig oft verfälscht werden oder verderben. Er stellt auch die spezifischen Gewichte der in der Anlage IV des Arzneibuchs aufgeführten und anderer geeigneter Flüssigkeiten fest.

Beanstandungen werden in die Verhandlung eingetragen.

§ 15. Der Apothekenvorstand hat folgende Bücher und Papiere auf Erfordern vorzulegen:

1. das Arzneibuch für das Deutsche Reich,
2. die Arzneitaxe und die vorhandenen ärztlichen Verordnungen des laufenden Jahres,
3. die reichs- und landesgesetzlichen, sowie die reglementarischen Bestimmungen über das Apothekenwesen,
4. die in einem Aktenhefte vereinigten, auf die Apotheke bezüglichen behördlichen Verfügungen in Druckexemplaren oder Originalen nach dem Datum geordnet und den Bescheid über die letzte amtliche Besichtigung,
5. die eichamtlichen Bescheinigungen über die Nachprüfung der Wagen und Gewichte,
6. die Urkunden über die Betriebs- und Besitzberechtigung,
7. die Approbation und den Vereidigungsnachweis,
8. das Arbeitstagebuch,
9. das Giftverkaufsbuch nebst den Belegen (Giftscheine),

---

[1]) Das in Anlage I beigegebene Muster zu dem Revisionsprotokoll sowie die in § 29 erwähnte Anlage II sind hier nicht mit abgedruckt, da sie nur Formulare für die Revisoren darstellen.

[2]) Abs. 2 in der Fassung des Min.Erl. vom 15. Dezember 1910.

10. das über den Empfang und die Abgabe von tierischem
    Impfstoff geführte Buch,
11. die vorhandenen Unterrichtsmittel, einschließlich
    einer Pflanzensammlung oder guter Abbildungen von
    Pflanzen.

§ 16. Approbierte Gehilfen haben ihre Approbation,
nicht approbierte ihre Gehilfen- und sonstigen Zeugnisse,
Lehrlinge ihr amtsärztliches Zulassungszeugnis nebst dem
Nachweis über die vorgeschriebene wissenschaftliche Vorbildung
(Bekanntmachung des Reichskanzlers vom 5. März 1875 § 4 Z. 1) [1]),
eine selbst zusammengestellte Pflanzensammlung, das Arbeitsbuch und die eigenen wissenschaftlichen Bücher vorzulegen.

Lehrlinge sind in der Botanik, Chemie, Physik, Phar-
makognosie und Gesetzeskunde der Dauer der Lehrzeit entsprechend zu prüfen und falls sie eine undeutliche Handschrift
haben, auf die Vervollkommnung derselben aufmerksam zu
machen.

§ 17. Der Apothekenvorstand und dessen Geschäftspersonal
sind verpflichtet, den Bevollmächtigten bereitwillig entgegen-
zukommen und berechtigten Forderungen derselben zu entsprechen.

§ 18. Die Verhandlung (§ 14) ist nach Vor- oder Durch-
lesung von den Bevollmächtigten und dem Apothekenvorstand,
sowie von dem etwa anwesenden Kreisarzt zu vollziehen.
Einwendungen des Apothekenvorstandes gegen Inhalt
oder Wortlaut der Verhandlung sind nebst der Begründung vor
der Vollziehung von den Bevollmächtigten aufzunehmen.

§ 19. Ein Verzeichnis der beanstandeten Arzneimittel ist dem Apothekenvorstand mit der Weisung zu hinter-
lassen, die unbrauchbaren Waren unverzüglich aus dem Geschäft
zu entfernen. Handelt es sich um unwesentliche Mängel,
welche bereits während der Besichtigung beseitigt sind, so ist
die Erledigung in der Verhandlung zu vermerken.

§ 20. Der Regierungspräsident erläßt auf Grund der Verhandlung mit tunlichster Beschleunigung einen Bescheid und
erteilt dem oder den pharmazeutischen Bevollmächtigten Abschrift desselben. Soweit es sich um die Abstellung vorge-
fundener Mängel handelt, ist dieselbe innerhalb einer bestimmten Frist dem Apothekenvorstand aufzugeben.

§ 21. Die Vorstände der beteiligten Apotheken haben nach
Ablauf der gestellten Frist über die Erledigung jeder ein-

---

[1]) Jetzt Prüfungsordnung für Apotheker vom 18. Mai 1904, § 6 Z. 1.

zelnen Beanstandung an den Regierungspräsidenten durch Vermittlung des Kreisarztes zu berichten. Die Erledigung der Bescheide ist von dem zuständigen Kreisarzt, und zwar für Apotheken seines Wohnortes alsbald, für die übrigen Apotheken des Bezirkes gelegentlich anderweiter dienstlicher Tätigkeit an dem betreffenden Ort oder bei der Jahresmusterung (§ 28) zu überwachen.

§ 22. Im allgemeinen ist jede Besichtigung an einem Tage mit acht Arbeitsstunden auszuführen. Für die Besichtigung großer Apotheken und beim Vorliegen zahlreicher oder grober Unregelmäßigkeiten sind zwei Tage zulässig.

§ 23. Bei groben Unregelmäßigkeiten können vom Regierungspräsidenten Nachbesichtigungen auf Kosten des Apothekenvorstandes[1]) so lange angeordnet werden, bis der ordnungsmäßige Zustand hergestellt ist. Über die Nachbesichtigung ist eine vollständige Verhandlung aufzunehmen, aus welcher hervorgehen muß, daß auch diese neben der Abstellung der bei der ersten Besichtigung erhobenen Beanstandungen den Gesamtbetrieb im Auge gehabt hat. Nachbesichti-

---

[1]) **Nachbesichtigungen der Apotheken.** Min. Erl. vom 30. Dezember 1908. „Unter Bezugnahme auf meinen Erlaß vom 25. Mai v. Js. teile ich Euerer Hochwohlgeboren ergebenst mit, daß das Oberverwaltungsgericht auch in einer neuen Entscheidung vom 5. November d. Js. den §§ 23 Abs. 1 und 24 der Anweisung für die amtliche Besichtigung der Apotheken vom 18. Februar 1902, soweit sie die Kosten für Nachbesichtigungen betreffen, die Rechtsgültigkeit abgesprochen hat. Durch diese Entscheidung sehe ich mich der Möglichkeit beraubt, bei den im Aufsichtswege zu treffenden Maßnahmen auch ferner den besonderen und eigenartigen Verhältnissen im Apothekergewerbe in schonender Weise Rechnung zu tragen und das seit länger als 100 Jahren unangefochten geübte Verfahren, durch die bloße Anordnung einer kostenpflichtigen Nachbesichtigung den Apothekeninhaber zur Herbeiführung ordnungsmäßiger Zustände anzuhalten, auch für die Zukunft aufrecht zu erhalten. Euere Hochwohlgeboren ersuche ich hiernach, in Zukunft von der Anordnung kostenpflichtiger Nachbesichtigungen abzusehen, dafür aber gegen solche Apothekenvorstände, in deren Betrieben bei den amtlichen Besichtigungen grobe Unregelmäßigkeiten festgestellt werden, die strafrechtliche Verfolgung herbeizuführen (vgl. § 367 Nr. 5 des Reichsstrafgesetzbuches, Apotheken-Betriebsordnung nebst Besichtigungs-Anweisung vom 18. Februar 1902)."

Später hat dann der Minister in einem Erl. vom 16. Oktober 1909 ausgesprochen, daß er „keine Bedenken hat gegen die Anordnung kostenpflichtiger Nachbesichtigungen von Apotheken, sofern die betreffenden Apotheker sich freiwillig zur Übernahme der Kosten bereit erklären".

gungen müssen in der Regel drei Monate nach Erlaß des Bescheides ausgeführt werden.

§ 24. Die Kosten für die Besichtigungen fallen der Staatskasse zur Last; die für Nachbesichtigungen im Falle des § 23 erwachsenden Kosten trägt der Apothekenvorstand. Wenn der mangelhafte Zustand einer Apotheke nicht auf Nachlässigkeit des Vorstandes, sondern nur auf ungünstige Verhältnisse, z. B. längere Krankheit, Mittellosigkeit, zurückzuführen ist, so sind die Kosten für die Nachbesichtigung auf die Staatskasse zu übernehmen.

§ 25. Für die Besichtigung der Krankenhaus- und ärztlichen Hausapotheken sind die §§ 49—51 der Apothekenbetriebsordnung maßgebend. Die Bevollmächtigten müssen die Genehmigungsurkunde, die Approbation oder den Befähigungsnachweis des Betriebsleiters, das Krankentagebuch und das Belegbuch über die Herkunft der Arzneimittel, sowie das Deutsche Arzneibuch und die Arzneitaxe, diese jedoch nur in ärztlichen Hausapotheken, einsehen und prüfen, ob in letzteren die Bestimmungen über Abgabe und Preise der Arzneimittel innegehalten sind.

Auf Zweigapotheken finden die Bestimmungen über die Apotheken entsprechende Anwendung.

§ 26. Homöopathische Abteilungen in Apotheken, sowie ärztliche homöopathische Hausapotheken werden auf Grund der bestehenden Vorschriften und gemäß § 52 der Apothekenbetriebsordnung besichtigt.

§ 27. Soweit möglich, haben die Bevollmächtigten auch Drogenhandlungen, welche an demselben Orte sich befinden wie die besichtigten Apotheken, nach den darüber bestehenden Vorschriften zu besichtigen.

§ 28. Der Kreisarzt hat alle Apotheken seines Bezirkes einmal jährlich, soweit tunlich gelegentlich anderweiter Dienstreisen, außerordentlich und unangemeldet zu besuchen und namentlich hinsichtlich der Ordnung und der Sauberkeit in den Räumen, wie an und in den Arzneibehältnissen und Arbeitsgeräten, aber nur im allgemeinen zu mustern, ungünstige Befunde, sowie zu seiner Kenntnis gelangende Unregelmäßigkeiten im Geschäftsbetriebe dem Regierungspräsidenten anzuzeigen. Bei dieser Musterung sind etwa vorhandene Lehrlinge nach Vorschrift zu prüfen.

§ 29. Bis zum 31. Januar des folgenden Jahres erstattet der Regierungs- und Medizinalrat einen eingehenden Bericht über die Ergebnisse der im Vorjahre bewirkten Besichtigungen an den Regierungspräsidenten, welcher denselben in be-

glaubigter Abschrift mit einem Verzeichnis der besichtigten
Apotheken und Drogenhandlungen nach beigehendem Muster
kurzerhand, eventuell mittels Beischrift dem Minister der Medizinalangelegenheiten spätestens bis zum 1. März einreicht; die
Verhandlungen werden dem Berichte nur auf Erfordern beige-
fügt. Nach Ablauf des dreijährigen Umlaufs hat der Regierungs-
und Medizinalrat in dem Jahresberichte die Erklärung abzugeben, daß sämtliche Apotheken des Regierungsbezirks besichtigt
worden sind; dabei ist das etwaige Unterbleiben einzelner Besichtigungen näher zu begründen.

Schlußbestimmungen.

§ 30. Zuwiderhandlungen der Apotheker gegen vorstehende Anweisung werden nach den bestehenden Bestimmungen bestraft[1]). Im übrigen hat der Regierungspräsident seine
Anordnungen erf .uerlichenfalls gemäß § 132 ff. des Landes-
verwaltungsgesetzes vom 30. Juli 1883 im Zwangswege zur
Durchführung zu br.ngen.

§ 31. Die Befugnisse, welche in dieser Anweisung dem
Regierungspräsidenten zugewiesen sind, werden innerhalb des
der Zuständigkeit des Polizeipräsidenten zu Berlin unterstellten
Bezirks von dem letzteren ausgeübt.

---

[1]) Aufsichtsrecht der Regierungspräsidenten über die
Apotheker. Min.Erl. vom 21. Januar 1902. „Ihrem pflichtmäßigen
Ermessen muß es überlassen bleiben, darüber zu entscheiden, in welchen
Fällen die Bestrafung der bei den Revisionen der Apotheken festgestellten
Unregelmäßigkeiten oder Verstöße durch polizeiliche oder gerichtliche
Strafverfügung herbeizuführen ist. In leichteren Fällen wird es sich
empfehlen, von einer solchen Bestrafung Abstand zu nehmen und dem
Apotheker in der auf den Revisionsbefund zu erlassenden Verfügung wegen
Abstellung der Unregelmäßigkeiten das sonst Erforderliche zu eröffnen.“

Sachregister.